International College of Auriculomedicine and Auriculotherapy Review

Revue n° 20

Mai 2018

Sommaire

Editorial du n°20 d'ICAMAR

Yves Rouxeville

Il y a huit ans, débutait l'aventure ICAMAR, lancée par une poignée de copains dont le seul souci était de favoriser la pérennité d'une Auriculo médicale, au-delà du clivage des associations ou des pays. Il a fallu trouver progressivement nos marques et nos limites, tout en parvenant à une allure de croisière de deux à trois numéros par an.

Volontaires ou bénévoles ?

Le monde associatif exhorte le bénévolat, alors que le dynamisme repose sur un autre concept, le volontariat. C'est toujours le volontariat qui apporte l'enthousiasme et qui permet de maintenir l'élan. Si notre structure était plus étoffée, le bénévolat ne serait plus la règle. Ayant bien pris conscience de nos limites, nous avons cessé d'organiser des Colloques de rencontres, même s'il y avait une demande.

Un idéalisme ?

Sans notre confiance en l'Auriculo, nous ne serions pas volontaires. Sans les résultats observés, nous ne serions pas ici à tenter de développer la facette éditoriale. C'est bien l'aide réelle apportée aux malades qui alimente notre gratitude. Nous savons l'importance de la relation écrite, pour la transmission de cette flamme !

Un souhait d'objectivité !

Notre choix initial et actuel est d'être une revue médicale (modeste et authentique), en privilégiant l'objectivité et la qualité éditoriale. Qu'il s'agisse de cas cliniques, de débattre de la réalité de l'invisible ou de proposer de nouvelles théories complétant les lustres de recherches, notre choix reste celui d'un enthousiasme prudent.

Quelle est notre richesse ?

Actuellement, les actifs sont débordés par des tâches administratives ; les échanges se font essentiellement sur le mode électronique. Les rares professionnels qui écrivent des articles ne le font guère que lors d'interventions en des réunions nationales ou internationales. Notre richesse n'est pas financière, ni même en terme d'audience (bien souvent versatile) ; elle est dans le pool d'auteurs qui nous font confiance, ainsi que dans un nombre significatif de lecteurs.

L'intérêt des conseils apportés par le comité de lecture.

Lorsqu'un article m'est adressé, je le répercute sur le comité de lecture (Patrick Bécu, Daniel Courty, Yunsan Méas et Raphaël Nogier) dont le rôle porte aussi bien sur le plan du fond que de la forme, ainsi que sur le comité de rédaction (Yves Rouxeville, Dalila Trabelsi-Zeghal, Mauricio Vargas et Pascal Vidal) dont le rôle est plus éthique. De cette façon, les auteurs bénéficient de conseils à la fois paternalistes et professionnels.

Pascal Vidal est le responsable de publication, celui qui décide de la parution d'un article. De son côté, André Lentz a l'importante charge du travail invisible, la mise en page aussi bien pour la version électronique que pour la version papier.

Depuis un an…

La relance effectuée depuis l'Assemblée Générale d'octobre 2017 a permis d'éditer deux nouveaux numéros, qui ne souffrent pas de médiocrité, tant pour leur qualité que pour leur intérêt. Je m'étais donné un an pour aider à assurer la survie d'ICAMAR. Nous sommes honorés de la venue de nouveaux auteurs talentueux.

Et pour demain ?

Chacun remarquera que le n°20 est vraiment d'une qualité rare ; ICAMAR est viable. La revue a montré son intérêt et son utilité. Diverses écoles et sensibilités y cohabitent… Naturellement, la formule est perfectible. Mais aussi, nous savons très bien qu'un renouvellement est nécessaire, des collègues en activité apportant un sang nouveau.

ICAMAR sera ce que vous en ferez, ce que vous voudrez !

Yves Rouxeville

L'allumette

Jean-Louis Mémain

Au cours d'une nuit de l'hiver 1986-1987 à 2h 45, le téléphone sonne :

-"Docteur vite, vite" hurle une voix angoissée. Il s'agit d'une de mes patientes demeurant à cinq kilomètres de chez moi.

-"Mon frère, ça va pas, il a très mal à la tête, il veut même sauter par la fenêtre vite, vite venez !"

Je n'ai pas le choix. Je sais que ces gens-là n'appellent pas pour rien ; et si son frère, trentenaire qui est berger se plaint, c'est qu'il y a souffrance.

Je m'habille à la hâte je prends mon véhicule et tout en conduisant j'anticipe l'urgence à gérer : hypertension intra crânienne ? AVC ? Pompier à appeler ? Hélico ? Ambulance ?

J'arrive au domicile du patient. il est agité, bouge dans tous les sens (ce qui me rassure un peu : ça ne semble pas être neuro central), ne grommelle pas de parole distincte tellement la douleur le parasite. Il aurait une douleur faciale gauche: dentaire ? trijumeau?...?

Je n'ai que de la "Baralgine" dans ma sacoche. Je vais faire une IV de cet antalgique, mais impossible il remue trop. Aidé de sa mère et de sa sœur, nous le maîtrisons suffisamment pour avoir le temps de faire l'injection en IM. Apparemment ce n'est pas un

AVC, mais il menace de faire n'importe quoi pour calmer cette intolérable douleur. Je sais que ma « Baralgine » (noramydopirine+antispasmodique, un médicament supprimé depuis de nombreuses années) sera insuffisante.

Je ne comprends pas ; tout le monde est stressé, j'ai un peu froid, j'ai sommeil et je ne sais pas ce que je vais décider dans les minutes qui vont suivre.

Et là, l'intuition dans les brumes de ma fatigue : je vois sur la cheminée une grosse boite d'allumettes !

-"Donnez-moi une allumette" ordonnai-je à sa sœur

Muni de ce bâtonnet, je me rue sur les oreilles du plaintif et j'attaque le lobe inférieur gauche dans la région du point maître dentaire. Il n'y a pas deux secondes que je l'ai massé avec le bout soufré qu'il esquisse un mouvement de repli et se met à articuler :"Vous me faites mal".

Ô joie chez moi : il parle et la douleur d'oreille domine sa céphalée !

Du coup j'insiste : massage du point maître dentaire gauche et de la bordure d'oreille en région trigéminale gauche (je vois que ce geste est douloureux mais j'insiste sur les zones sensibles) et fais pareil sur l'oreille droite.

La douleur intolérable disparait en quelques secondes pour laisser place à un fond douloureux !

Il m'apprend qu'il souffre d'une molaire inférieure gauche.

Je lui conseillais donc de renouveler ce type de massage si la douleur réapparaissait et de voir en urgence le dentiste à la première heure ce qu'il fit sans oubli !

Fort de ce résultat impressionnant qui m'apporta un peu de gloire locale, j'ai été convaincu de m'investir davantage en auriculothérapie.

Et d'essayer de l'intégrer à ma pratique quotidienne de la médecine générale.

Quant au patient il me parle encore de cet épisode…

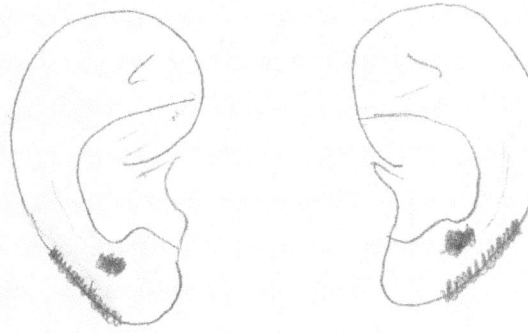

Intérêt de l'auriculothérapie dans la prise en charge des Troubles Spécifiques de Dévelop- pement du Langage (TSDL) : à propos d'un cas remarquable de dysphasie

Claire-Marie RANGON, MD, PhD

Responsable d'enseignement du DIU d'Auriculothérapie scientifique Paris 11-Strasbourg ; cmrangon@gmail.com

Synthèse du Mémoire présenté pour l'obtention du DIU d'Auriculothérapie en 2011

RESUME

Le développement du langage est très complexe. Plusieurs troubles peuvent survenir lors de l'acquisition du langage : à côté des retards de langage simples, on distingue les troubles spécifiques du développement du langage (TSDL), appelés également dysphasies développementales. Elles correspondent à des dysfonctionnements précoces, graves et durables du développement du langage.

Le cas d'un garçon de 3 ans et demi présentant un TSDL remarquablement amélioré par l'auriculothérapie est rapporté dans cet article. La clinique, le diagnostic, les détails du traitement d'auriculothérapie, les bases de la stratégie thérapeutique et le caractère remarquable des résultats sont détaillés.

Ce cas constitue une base pour de futures études indispensables à mener pour confirmer, sur un grand nombre de patients, et, via l'imagerie cérébrale fonctionnelle, les résultats étonnants obtenus chez ce petit patient.

MOTS CLES

Auriculothérapie, dysphasie, trouble spécifique de développement du langage, orthophonie, enfant.

INTRODUCTION

Le développement du langage nécessite la coordination de mouvements agissant sur l'air contenu dans les tractus respiratoire et vocal. Ces mouvements modifient le trajet de l'air contenu dans les poumons, le pharynx, le nez et la bouche de façon à produire les configurations articulatoires permettant l'émission du son désiré. Chaque seconde de production nécessite plusieurs centaines d'événements neuro-musculaires.

L'apprentissage est double. D'une part interviennent des capacités de programmation de la séquence des gestes articulatoires, gestes associés aux segments particuliers de la parole. D'autre part, le contrôle de ces gestes, de leur coordination et de leur organisation temporelle doit se mettre en place.

Les troubles spécifiques du développement du langage (TSDL), appelés également dysphasies développementales, correspondent à des dysfonctionnements précoces, graves et durables du développement du langage. La classification de référence des dysphasies est celle d'Isabelle Rapin et Doris Allen qui s'appuie sur le schéma classique des voies du langage réception, analyse, programmation, expression et permet de distinguer des dysphasies réceptives (agnosies verbales, autres dysphasies réceptives ou mixtes) des dysphasies expressives. Il existe par ailleurs des formes inclassables et des cas particuliers (1).

La précocité du diagnostic ainsi que de la prise en charge permet d'améliorer le pronostic verbal. En effet, valable à tout âge, la notion de plasticité cérébrale est maximale au cours du développement cérébral. On appelle plasticité cérébrale la capacité du cerveau à remodeler les branchements entre les neurones par formation ou disparition de synapses. Ces modifications structurales et fonctionnelles dépendent de l'environnement et permettent l'adaptation d'un individu à son milieu de vie.

Or, il a été montré récemment que l'auriculothérapie permet d'activer, de façon sélective, via la poncture du pavillon de l'oreille, certaines zones cérébrales visibles sur imagerie cérébrale fonctionnelle (2). Ainsi, grâce à cette technique médicale, reconnue par l'Organisation Mondiale de la Santé depuis 1987, il est possible d'induire une plasticité cérébrale ciblée et non iatrogène. D'où l'idée d'employer l'auriculothérapie dans le traitement des TSDL.

MATERIEL ET METHODES

Le cas est celui d'un garçon de 3 ans et demi, Alexandre, premier et seul enfant d'un couple non consanguin, franco-polonais, parlant 3 langues (français, polonais et anglais) et habitant en Seine-Saint-Denis (93, France). Il n'y a pas d'antécédents familiaux particuliers.

Alexandre est né à terme (37 SA + 3 jours), à l'issue d'une grossesse considérée comme normale, avec des mensurations correctes : poids de naissance 2894g, taille de naissance 47 cm et périmètre crânien de naissance 32,5 cm. Alexandre est gardé par une nourrice parlant français, au domicile, jusqu'à ses 3 ans. Son développement psychomoteur paraît tout d'abord normal : il acquiert la marche à 15 mois et prononce ses premiers mots à 1 an ; la propreté de jour est acquise vers 3 ans. A 3 ans et demi, Alexandre n'est pas encore latéralisé ; il est ambidextre non homogène (la main, le pied et l'oeil directeurs ne sont pas latéralisés du même côté). Enfin, aucun antécédent de convulsion (notamment fébrile) n'est à signaler. Au niveau chirurgical, on note une opération de hernie inguinale gauche à 2 ans.

En revanche, assez vite, les parents constatent une stagnation nette du langage : à 2 ans, Alexandre ne dit que quelques mots et ne les associe pas ; il prononce ses premières phrases seulement vers l'âge de 3 ans et demi. Un audiogramme a été réalisé et est strictement normal (cf. figure 1).

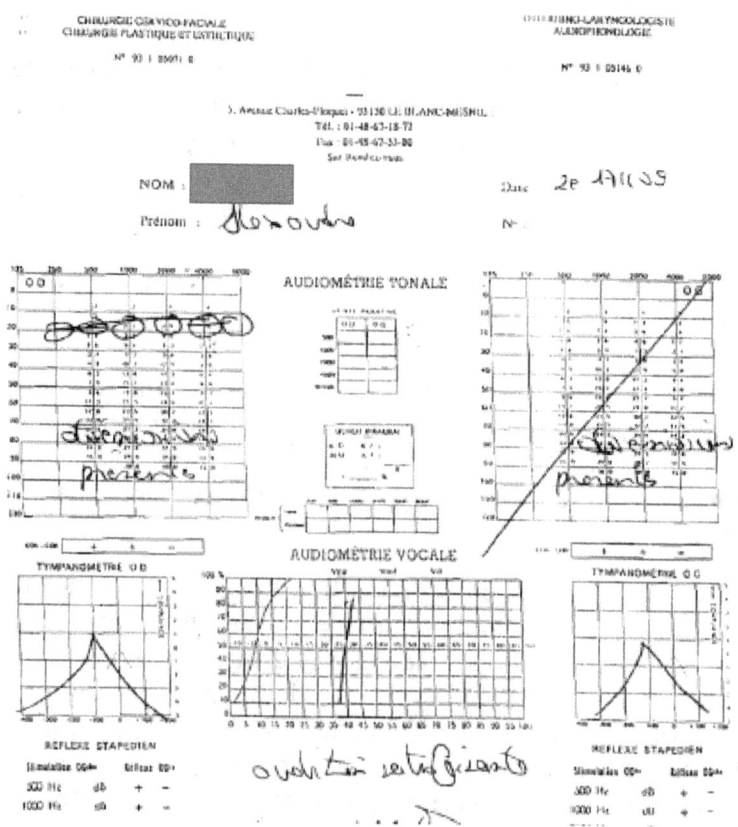

Figure 1 : audiogramme d'Alexandre

En revanche, son sommeil est très agité : il se réveille environ 4 fois par nuit, crie, n'est pas apaisé par la présence de ses parents et fait encore pipi au lit. Devant cette symptomatologie pouvant correspondre à des terreurs nocturnes, et, afin d'éliminer une épilepsie partielle, un électroencéphalogramme est demandé : les tracés de veille et de sommeil sont bien organisés, symétriques, sans signe pathologique (cf. figure 2).

UNIVERSITE PARIS 13 _ASSISTANCE PUBLIQUE_HOPITAUX DE PARIS
HOPITAL JEAN VERDIER 93143 BONDY Cedex
Service de PHYSIOLOGIE
Laboratoire d'EXPLORATIONS FONCTIONNELLES MULTIDISIPLINAIRES
de l'adulte et de l'enfant
Chef de Service : Pr J.P.RICHALET
Tel: 01 48 02 65 61

EXPLORATIONS FONCTIONNELLES NEUROLOGIQUES

Docteur A.L. FRENKEL

Nom :	**ALEXANDRE**	Date enreg. :	15/01/2010
Né le :	07/09/2006	Médecin :	CT VILLE
		Technicien :	CG

COMPTE RENDU D'ELECTROENCEPHALOGRAMME

VEILLE AU REPOS:

Rythme de base alpha de 8 c/sec environ, ample, abondant, posterieur, symétrique, bien réactif à l'ouverture des yeux, mélé à des rythmes théta, peu amples, temporo-antérieurs bilatéraux.

SOMNOLENCE ET SOMMEIL:

Rythmes théta et ondes aigues amples diffus, hypersynchrones, puis
Spindles et pointes vertex abondants bilatéraux
Puis tracé de sommeil lent profond

STIMULATION LUMINEUSE INTERMITTENTE:

R.A.S.

CONCLUSION:

TRACE DE VEILLE ET DE SOMMEIL BIEN ORGANISE, SYMETRIQUE.
PAS DE SIGNE PATHOLOGIQUE.

DR

Figure 2 : Electroencéphalogramme d'Alexandre

Outre son trouble du langage détaillé dans le bilan orthophonique (cf. figure 3), Alexandre présente des troubles du comportement et n'a pas d'amis.

DOMAINE(S) EXPLORE(S) : langage oral

SYNTHESE DES EXPLORATIONS REALISEES, ET DES TESTS ET EPREUVES UTILISES, SUIVIE DES RESULTATS :
Examen réalisé à l'aide de : l'Epreuve pour l'Examen du Langage

- Les mots sont souvent réduits à une, voire deux syllabes.

- Alexandre utilise peu de phonèmes, pourtant en répétition, ils existent tous.

- L'épreuve de répétition améliore considérablement la structure phonologique des mots.

- Le stock lexical est très pauvre dans l'expression, à peine meilleur dans l'épreuve de compréhension.

- Les phrases sont inexistantes.

- La compréhension est très insuffisante même dans la réalisation des ordres les plus simples.

IV. - DIAGNOSTIC ORTHOPHONIQUE :

En l'état actuel des choses, nous parlerons de retard de parole et langage, associé à des troubles de compréhension.

V. - PROJET THERAPEUTIQUE :

OBJECTIFS DE LA REEDUCATION : Dans un premier temps, améliorer la structure phonologique des mots et enrichir le stock lexical tout en donnant à Alexandre l'envie de communiquer.

PLAN DE SOINS PROPOSE OU ENVISAGE : une séance hebdomadaire de 45 minutes pour commencer et rapidement une deuxième séance devra être envisagée.

Roselyne

Figure 3 : Conclusion du bilan orthophonique d'Alexandre

Un pédopsychiatre de l'hôpital Necker-Enfants Malades, note "une fuite du regard", "des stéréotypies"(cf. figure 4).

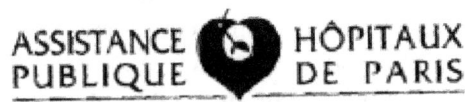

ASSISTANCE HÔPITAUX
PUBLIQUE DE PARIS

NECKER - ENFANTS MALADES

Paris, le 11/05/2010

HÔPITAL NECKER -
ENFANTS MALADES

149, rue de Sèvres
75743 PARIS Cedex 15
Tél. : 01 44 49 40 00

Docteur RANGON, Pédiatre

SERVICE DE PSYCHIATRIE
DE L'ENFANT ET DE L'ADOLESCENT

Chef de Service
Pr Bernard GOLSE

Consultation Duroc :
Accueil : 01 44 49 45 61
Secrétariat : 01 44 49 45 74 /44
Assistante Sociale : 01 44 49 45 59
peda.psy@nck.aphp.fr

Consultation Marin Richard :
Accueil : 01 44 49 45 62

Unité de jour
Unité de langage Maurice Lamy :
Secrétariat : 01 44 49 59 18 /19
Assistante Sociale : 01 44 49 59 28
uf. godopsy@nck.aphp.fr

Villejuif Secteur de Psychiatrie
Infanto-Juvénile
20, rue Tiphaine, 75015 Paris
Secrétariat : 01 45 75 47 02
cmp.tiphaine@wanadoo.fr

Cher Confrère,

J'ai reçu en consultation au mois de mars le jeune Alexandre █████ que vous connaissez, et ce à la demande de l'école.
Cet enfant présente un retard de langage avec jargonnage et écholalie. Il était trouvé trop renfermé sur lui-même à l'école et rebelle à la maison par ses parents. Il présente aussi à la maison des troubles du comportement au niveau de la propreté et une fuite du regard.
Lors de la deuxième consultation en mai, cet enfant qui est suivi en orthophonie commençait à faire des petites phrases de deux mots et à mieux s'intégrer à l'école.
Des stéréotypies notées lors de la première consultation avaient diminué.
Les troubles de cet enfant nécessitent pour le moment un suivi régulier pour suivre son évolution et un renforcement de l'orthophonie ce que j'ai indiqué aux parents.

En restant à votre disposition, je vous prie d'agréer, Cher Confrère, l'expression de mes sentiments les meilleurs.

Figure 4 : Lettre du pédopsychiatre

L'examen clinique d'Alexandre au niveau neurologique est quant à lui tout à fait rassurant. Ainsi, Alexandre n'est pas dysmorphique, a un bon contact visuel quand on le met en confiance, joue volontiers seul, semble comprendre les consignes simples (car il les exécute). L'examen somatique ne révèle pas d'otite séreuse, pas de grosses amygdales, pas de tache cutanée particulière, ni d'organomégalie, ni de cyphoscoliose, ni de syndrome pyramidal ou cérébelleux, pas d'anomalie des paires crâniennes ni de troubles de la sensibilité.

Devant ce tableau, compatible avec une dysphasie semble compatible. Un traitement par auriculothérapie est proposé aux parents (associé, dès que possible à une rééducation orthophonique, non encore débutée). Ceux-ci sont informés que l'auriculothérapie se fait ici à titre expérimental, sur la base de son action sur la plasticité cérébrale et du fait de son absence de iatrogénie. Alexandre et ses parents acceptent.

De la crème anesthésiante contenant de la lidocaïne et de la prilocaïne à 5%, de type EMLA® crème est appliquée sur les pavillons auriculaires d'Alexandre (face interne et externe) par ses parents 1h avant le traitement par auriculothérapie. La crème anesthésiante est enlevée au cabinet par le médecin qui désinfecte ensuite les oreilles avec de l'alcool pédiatrique GIFRER.

Des aiguilles semi-permanentes (ASP) de la marque Sédatelec®, sont appliquées sur les 2 pavillons auriculaires selon une stratégie thérapeutique détaillée ci-dessous cf. Annexes 5 à8). L'enfant et ses parents sont revus en consultation une fois par mois environ.

Les oreilles sont ensuite traitées par de l'eau oxygénée 10 volumes Cooper, notamment à visée hémostatique. Enfin, le médecin demande aux parents et à l'enfant de noter le délai de chute, l'emplacement et le côté de l'aiguille ASP qui tombe en dernier.

- **1ère consultation** (15/03, cf. figure 5) :
-

Oreille droite : Point Maître de la Réticulée (PMR), Point Maître Sensoriel moteur (PMS), Point Maître Sensoriel (PMS)

Oreille gauche : lobe temporal, cervelet, Articulation Temporo-Mandibulaire motrice (ATM), corps calleux (O')

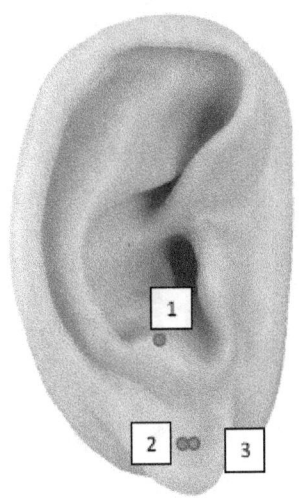 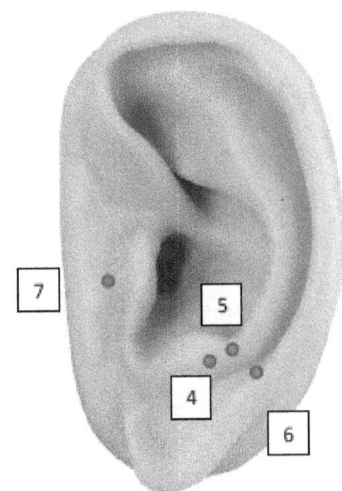

Figure 5 : Représentation des emplacements des ASP (points bleus sur la face antérieure et rouge sur la face postérieure de l'oreille) lors du premier traitement

1: Point maître de la Réticulée, 2 :Point Maître Sensoriel moteur, 3 : Point Maître Sensoriel, 4 : lobe temporal, 5 : cervelet, 6 : Articulation Temporo-mandibulaire motrice, 7 : corps calleux.

- **2ème consultation** (14/04, cf. figure 6) :
-

Oreille gauche : lobe temporal, PMS, lobe temporal, O'

Oreille droite : O', oméga seconde, rhinencéphale, PMR.

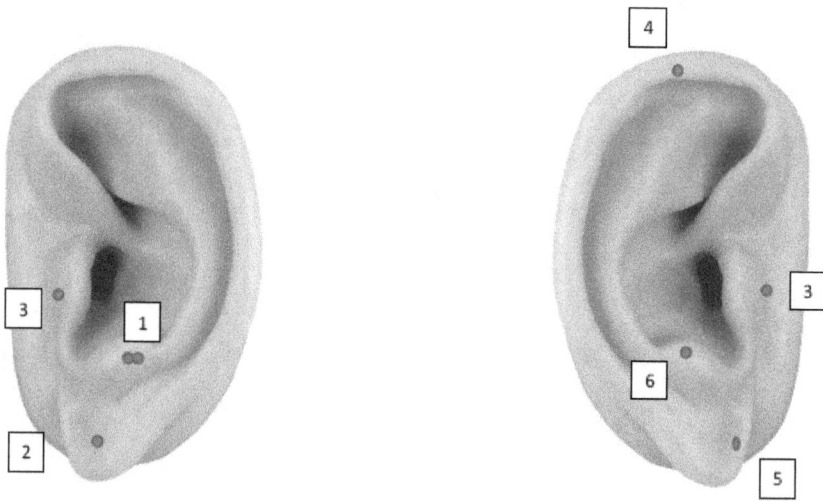

Figure 6 : Représentation des emplacements des ASP (points bleus) lors du deuxième traitement.

1: lobe temporal, 2 :Point Maître Sensoriel, 3 : corps calleux, 4 : Oméga seconde, 5 : rhinencéphale, 6 : Point maître de la Réticulée

- **3ème consultation** (19/05, cf. figure 7) :
-

Oreille gauche : lobe temporal, PMS, lobe temporal, O'

Oreille droite : O', oméga, oméga prime, oméga seconde.

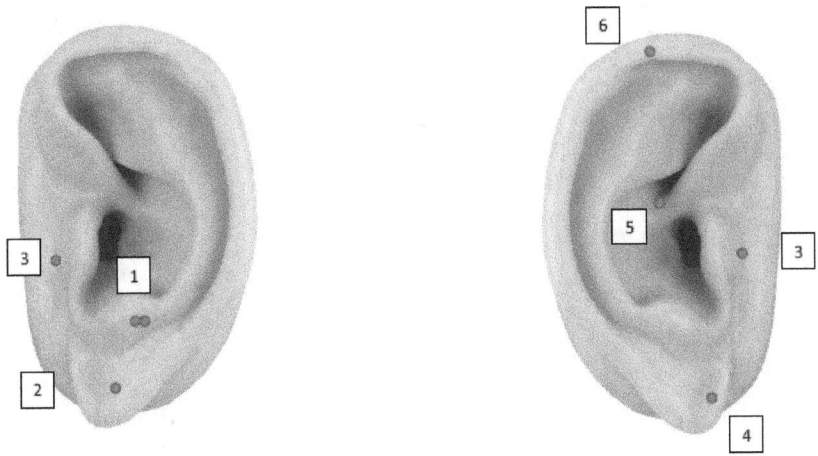

Figure 7 : Représentation des emplacements des ASP (points bleus) lors du troisième traitement.

1: lobe temporal, 2 :Point Maître Sensoriel, 3 : corps calleux, 4 : Oméga, 5 : Oméga prime, 6 : Oméga seconde

- **4ème consultation** (23/06, cf. figure 8) :

Oreille gauche : oméga seconde, lobe temporal, PMS moteur, O'
Oreille droite : O', oméga, oméga prime, oméga seconde.

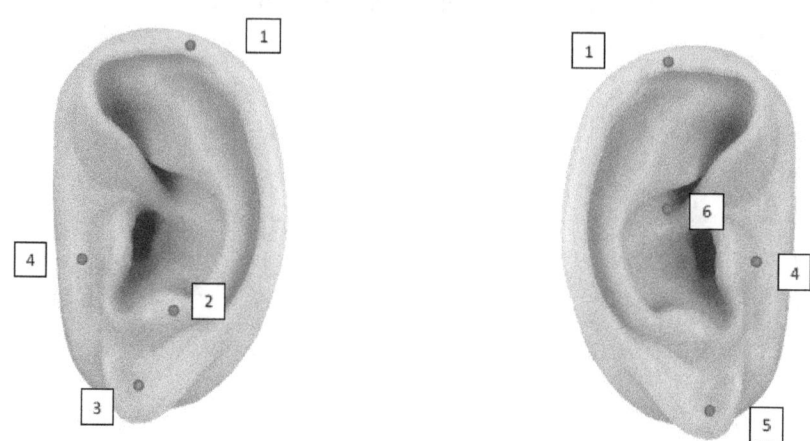

Figure 8 : Représentation des emplacements des ASP (points bleus sur la face antérieure et rouge sur la face postérieure de l'oreille) lors du quatrième traitement.

1: Oméga seconde, 2 : lobe temporal, 3 : Point Maître Sensoriel moteur, 4 : corps calleux, 5 : Oméga, 6 : Oméga prime

RESULTATS

1) Délai de chute et localisation de la dernière ASP

Suite à la première séance d'auriculothérapie, les ASP sont restées relativement longtemps : 4 semaines pour la dernière ! La dernière ASP à tomber était celle placée sur le pavillon d'oreille gauche au niveau de la représentation du lobe temporal.

Après la deuxième séance d'auriculothérapie, les ASP sont restées un peu moins longtemps : environ 3 semaines. Là encore, la dernière ASP à tomber était celle placée sur le pavillon d'oreille gauche au niveau de la représentation du lobe temporal (en fait il y avait un criblage de la représentation du lobe temporal et les 2 ASP sont tombées en même temps).

Après la troisième séance d'auriculothérapie, le délai de chute était également d'environ 3 semaines, et selon les parents, les ASP seraient tombées quasiment toutes en même temps.

Suite à la quatrième séance, les ASP sont tombées entre 2 et 3 semaines et la dernière à tomber était encore celle placée sur le pavillon d'oreille gauche au niveau de la représentation du lobe temporal.

2) Effets qualitatifs et quantitatifs remarquables

- Au niveau du langage

La mère raconte, les larmes aux yeux, que, suite à la première séance d'auriculothérapie, le jour où la dernière ASP est tombée, Alexandre lui a dit : "Maman je t'aime". De plus, à l'école, Alexandre a pu appeler, pour la première fois, sa maîtresse par son prénom. Devant les progrès réalisés, la rééducation orthophonique a alors débutée en ville.

Suite à la deuxième séance d'auriculothérapie, Alexandre pouvait plus fréquemment énoncer des phrases simples comme : "elle est là, maman". De plus, l'orthophoniste a noté qu'à partir de ce moment, Alexandre participait et répétait davantage au cours de ses séances.

Suite au troisième traitement par auriculothérapie, les parents et l'orthophoniste ont noté une augmentation nette du stock lexical d'Alexandre.

Enfin, après le quatrième traitement, Alexandre a progressé à la fois sur le plan lexical et syntaxique (phrases mieux construites et plus longues).

- Au niveau du comportement

Suite à la première séance d'auriculothérapie, un changement de comportement d'Alexandre a également été noté par l'école : Alexandre s'isolait moins et allait recherchait beaucoup plus la compagnie des autres.

De façon concomitante, Alexandre était beaucoup moins agité la nuit avec seulement un à deux réveils la nuit (contre quatre auparavant), avec une symptomatologie plus proche de cauchemars que de terreurs nocturnes (Alexandre pouvait être rassuré par la présence de ses parents).

Suite à la quatrième séance d'auriculothérapie, Alexandre s'est fait deux amis et a très bien participé au centre de loisirs (pas de remarques particulières de l'équipe).

A la rentrée scolaire suivante, l'auxiliaire de vie scolaire (AVS, personne dédiée à aider un enfant pour permettre son intégration dans un cursus scolaire classique) a même été refusée à Alexandre, au vu de ses progrès énormes.

DISCUSSION

Comment expliquer que le premier traitement par auriculothérapie ait été aussi efficace dans le cas d'Alexandre ?

Un début de réponse est obtenu par l'analyse de la nature des points utilisés : la stratégie employée en auriculothérapie a permis de stimuler des aires clé impliquées dans l'élaboration du langage.

Etant donné que les dysphasies mixtes comportent des troubles de compréhension verbale, la stratégie employée en auriculothérapie vise aussi bien à améliorer la compréhension du langage qu'à stimuler la production orale et à restaurer l'asymétrie gauche/droite des aires cérébrales impliquées dans l'élaboration du langage.

Enfin, l'association de l'orthophonie au traitement par auriculothérapie des TSDL contribue à l'efficacité du traitement réalisé chez Alexandre.

1) Améliorer la compréhension verbale : PMR, PMS, O' et bien sûr lobe temporal.

Si l'on souhaite améliorer la compréhension verbale de l'enfant dysphasique, encore faut-il l'amener à concentrer son attention sur le flot de parole qu'on lui adresse. Le point PMR, point maître de la substance réticulée, permet de filtrer les informations afférentes afin de faire ressortir celles qui sont importantes pour la communication. En fait, le point PMR agit à deux niveaux : sur l'attention mais aussi par l'intermédiaire de son action sur le sommeil.

En effet, PMR agit également sur le sommeil. La qualité du sommeil peut influencer l'élaboration du langage. Ainsi, le syndrome des Pointes-Ondes Continues du Sommeil (POCS), forme rare d'épilepsie liée à l'âge, survenant à l'endormissement, entraîne une détérioration cognitive dont le déficit le plus connu est l'aphasie ou syndrome de Landau-Kleffner (3).

Rappelons, à ce propos, que le sommeil d'Alexandre était très perturbé : il se réveillait plusieurs fois par nuit et avait même des terreurs nocturnes (mais il n'était pas épileptique comme en témoigne son tracé de sommeil normal). Le choix du point PMR semble donc cohérent.

Le point PMS, point maître sensoriel, quant à lui, a été choisi car il représente l'aire associative du cerveau. En effet, un des moyens de comprendre est d'établir des associations entre divers éléments.

Dans la même logique, O', point du corps calleux, qui favorise la connexion entre les hémisphères cérébraux et facilite les associations cognitives, a été également choisi.

Enfin et surtout, le lobe temporal a été choisi car il permet d'activer les différentes sous-régions de l'aire de Wernicke. L'aire de Wernicke jouit d'une localisation stratégique, entre le cortex auditif primaire et le lobule pariétal inférieur, région associative multimodale recevant des inputs à la fois auditifs, visuels et somato-sensoriels. Les neurones de cette région sont donc très bien placés pour traiter l'aspect phonologique et sémantique du langage qui permet l'identification et la catégorisation des objets (4). Il n'est donc pas étonnant que l'ASP d'Alexandre, placée au niveau de la représentation du lobe temporal, soit la dernière à tomber, au cours des différents traitements successifs.

2) Stimuler la communication orale: ATM motrice, PMS moteur et cervelet

L'ATM motrice a été choisie afin d'activer l'aire de Broca. En effet, située à l'avant de l'aire prémotrice, dans la région inféro-postérieur du lobe frontal, l'aire de Broca contribue à la fluidité verbale.

L'activation du lobe temporal et de l'ATM motrice favorise l'activation du faisceau arqué, ensemble d'axones reliant les aires de Broca et de Wernicke. C'est un réseau de longues fibres associatives qui font partie du faisceau longitudinal supérieur et qui relient les cortex associatifs spécifiques auditif et moteur en contournant l'extrémité de la scissure de Sylvius. Une lésion de ce faisceau entraîne l'aphasie dite de conduction, caractérisée surtout par des troubles de la répétition, alors que la compréhension du langage demeure normale et que la parole est fluide et grammaticale. On peut alors comprendre que, dès la deuxième séance d'auriculothérapie, l'orthophoniste d'Alexandre avait noté qu'il répétait plus et mieux.

De plus, le point PMS moteur a été sélectionné car, il permet d'activer les noyaux gris centraux et de gérer l'ensemble du contrôle moteur (pour rappel, chaque seconde de production orale nécessite plusieurs centaines d'événements neuro-musculaires).

Enfin, la stratégie utilisée en auriculothérapie chez Alexandre comporte une stimulation du cervelet. Le cervelet aurait un double rôle en ce qui concerne le langage : 1) transformer la séquence de syllabes en une énoncé rapide et rythmé ; 2) participer à l'organisation du discours interne, autrement dit au codage verbal au stade pré-articulaire (5).

D'ailleurs, FOX2P, premier gène cloné chez un variant héréditaire de TSDL semble apporter une preuve moléculaire en ce sens. FOX2P code, en effet, pour un répresseur transcriptionnel qui régule la prolifération et/ou la migration de certaines populations de neurones localisés aussi bien au niveau du cervelet, que des ganglions de la base, du thalamus et du cortex (6).

Ainsi, il n'est plus surprenant de constater que le traitement par auriculothérapie réalisé, qui stimule une boucle fronto-cortico-cérébelleuse, ait pu être si efficace (pour une revue, 7).

Cependant, tout aussi important que l'activation des différentes structures impliquées dans le langage, citées ci-dessus, la notion de restauration de l'asymétrie homéostasique gauche/droite de ces structures serait également nécessaire à l'amélioration clinique des TSDL.

3) Importance de l'asymétrie gauche/droite des aires cérébrales impliquées dans le langage

Il est clair que l'asymétrie anatomique du cerveau, la latéralisation pour le langage et la préférence manuelle sont liés mais cette influence mutuelle est complexe. Bien qu'environ 90 % des gens sont droitiers, et qu'environ 95% de ceux-ci ont leurs aires du langage à gauche, il n'en demeure pas moins que certains droitiers ont une latéralisation pour le langage à droite ou répartie dans les deux hémisphères. Sans parler des gauchers où l'on retrouve tous les cas de figure, y compris la latéralisation à gauche.

Les études d'imagerie cérébrale ont mis en évidence plusieurs structures cérébrales impliquées dans le langage qui s'avèrent plus grandes dans l'hémisphère gauche que dans le droit. Bien que l'aire de Broca située dans le lobe frontal gauche est plus grande que son homologue dans l'hémisphère droit, les asymétries les plus fortes se retrouvent surtout dans les aires postérieures du langage comme le planum temporale ou le gyrus angulaire par exemple.

Les structures impliquées dans la production et la compréhension du langage semblent se mettre en place selon des commandes génétiques qui entrent en jeu dès la migration neuronale. Cela n'empêche pas que les deux hémisphères puissent demeurer à peu près équipotent jusqu'à l'acquisition du langage. Normalement, la spécialisation langagière bascule vers l'hémisphère gauche dont la maturation serait légèrement plus hâtive. L'activité neuronale plus précoce et plus intense de l'hémisphère gauche mènerait alors à l'usage préférentiel de la main droite et à la prise en charge des fonctions langagières. Mais si l'hémisphère gauche est lésé ou déficient, le langage peut être acquis par l'hémisphère droit.

Qu'en est-il au niveau du cerveau des enfants présentant un TSDL ? Une étude française récente par IRM fonctionnelle a comparé 21 enfants présentant un TSDL à des enfants témoins (8). Cette étude montre que les enfants TSDL présentent un déficit de latéralisation gauche des régions cérébrales impliquées ans le langage (gyrus frontal inférieur, gyrus supramarginal et gyrus temporal supérieur). La comparaison entre les groupes montre une hypoactivation de l'aire de Wernicke gauche (située à la jonction temporale postéro-supérieure/ supramarginale) pendant les taches de dénomination et une hyperactivation droite de l'insula antérieure, du gyrus frontal inférieur adjacent et de la tête du noyau caudé au cours des premières taches phonologiques. En revanche, ces mêmes enfants ne présentent pas de différence de latéralisation par rapport aux témoins pour les autres régions cérébrales.

Cette étude conforte une étude plus ancienne montrant que chez des enfants TSDL présentant des troubles sévères de compréhension, les principales structures cérébrales impliquées dans le langage sont plus petites et plus symétriques que celles des enfants témoins (9).

Il est remarquable (mais moins connu) qu'il existe aussi une asymétrie droite/gauche physiologique au niveau du cervelet, plus précisément au niveau du lobule VIII A (10). Ce lobule cérébelleux de localisation postéro-latérale est normalement plus étendu du côté droit chez les enfants témoins ; chez les enfants TSDL, c'est l'inverse : le lobule cérébelleux le plus large est celui de gauche). Or, dans cette étude, les performances des enfants aux tests linguistiques sont corrélées à l'asymétrie du lobule cérébelleux VIII A.

D'après ce qui est dit sur l'importance d'une hyperactivation des aires du langage situées à gauche au niveau du cerveau et à droite au niveau du cervelet chez l'enfant sain, il est étonnant d'avoir placé les ASP au niveau de la représentation du lobe temporal et de l'ATM motrice au niveau de l'oreille gauche d'Alexandre (connecté principalement à l'hémisphère droit).

Deux raisons expliquent ce choix de placer l'ASP sur l'oreille gauche.

Premièrement, l'ASP placée sur la représentation du lobe temporal de l'oreille gauche agit sur le lobe temporal droit qui, du fait de son TSDL est hyperactivé. L'ASP aide le cerveau à revenir au niveau homéostasique donc à un état moins activé. Lorsque l'ASP tombe, l'asymétrie en faveur du lobe temporal droit diminue (créant une hyperactivation gauche relative), permettant ainsi d'atténuer les troubles du langage.

De plus, il est important de placer les 3 ASP lobe temporal, ATM motrice et cervelet sur le même pavillon d'oreille afin de réguler l'ensemble de la boucle fronto-temporo-cérebelleuse (or l'asymétrie homéostasique est inversée entre le cerveau et le cervelet, en ce qui concerne le langage).

Deuxièmement, Alexandre présente une dyslatéralité, c'est-à-dire qu'il n'est pas homogène au niveau de son oeil directeur, sa main directrice et de son pied directeur. En auriculothérapie, les traitements de la dyslatéralité débutent généralement par le traitement de l'oreille gauche (afin de renforcer l'hémisphère droit). C'est pour cette raison qu'Alexandre a été traité ainsi.

On peut aussi simplifier le problème en plaçant les 3 ASP (lobe temporal, ATM motrice et cervelet) sur les deux oreilles et en commençant du côté de la main directrice (qui, comme on l'a vu plus haut, influence le choix du côté de l'hémisphère dominant pour le langage).

Suite à tout ce qui vient d'être discuté, il serait intéressant de réaliser une étude sur plusieurs enfants TDSL avec la stratégie d'auriculothérapie suivante en bilatéral, en commençant du côté de la main directrice : PMR, lobe temporal, ATM motrice, cervelet, lobe temporal (la boucle fronto-cortico-cérébelleuse est bouclée), O', oméga seconde.

Enfin, il est intéressant de noter que l'asymétrie des aires du langage présentée par les enfants TSDL existe également mais à un degré plus important chez les enfants autistes (deux fois plus, au niveau cortical, par exemple, (11)).

Il n'est donc pas étonnant que le diagnostic différentiel entre les TSDL et les TED soit souvent difficile à établir, et ce d'autant plus que l'enfant est jeune. Il semblerait qu'il existe une sorte de continuum entre ces deux types de troubles. Il serait donc intéressant de tester un traitement proposé plus haut (PMR, lobe temporal, ATM motrice, cervelet, lobe temporal, O', oméga seconde) mais en criblant (pour augmenter l'intensité de la stimulation) chacune des ASP suivantes : lobe temporal, ATM motrice, cervelet et oméga seconde (repli autistique).

4) Importance et nécessité d'associer l'orthophonie à l'auriculothérapie dans le traitement des TSDL.

Aussi efficace que soit l'auriculothérapie, elle ne doit pas occulter la rééducation orthophonique. En effet, l'orthophonie aussi stimule la plasticité cérébrale. Ainsi, un article de 2009 montre qu'une rééducation orthophonique intensive peut augmenter de façon significative le volume et le nombre de fibre du faisceau arqué droit chez des patients présentant une aphasie de Broca lésionnelle (12).

L'association auriculothérapie et orthophonie permet d'avoir des résultats plus rapides (grâce à l'auriculothérapie) et durables. En effet, l'enfant et tout son entourage (famille mais aussi école) décuplent leurs efforts quand ils réalisent les progrès extraordinaires réalisés en si peu de temps (En un an, Alexandre est passé du stade d'enfant "autiste" pour lequel ses parents hésitaient à l'emmener au centre aéré et craignaient de devoir l'inscrire dans une école spécialisée, à un petit garçon qui a des copains et qui est parfaitement intégré dans sa classe, l'école allant jusqu'à refuser la présence d'une auxiliaire de vie scolaire).

Dans le cas des TSDL, on peut même dire que l'auriculothérapie permet la réalisation de l'orthophonie. En effet, nombre d'enfants TSDL qui auraient dû bénéficier d'orthophonie ne sont pas pris en charge soit du fait des troubles du comportement associés (repli ou hyperactivité), soit de leur trop faible capacité d'expression orale. Les orthophonistes s'occupent d'enfants qui parlent mal certes, mais qui parlent un minimum. Par conséquent, les TSDL très sévères sont souvent laissées de côté, du moins au début. Or, plus la rééducation est précoce, plus elle est efficace. C'est le cercle vertueux de l'auriculothérapie...

5) Auriculothérapie et orthophonie : la meilleure association thérapeutique actuelle.

De nouvelles technologies se développent et pourraient bientôt être utilisées pour traiter les TSDL dans quelques années. Cependant, ces techniques sont moins intéressantes que l'association auriculothérapie/orthophonie.

Première candidate, la stimulation magnétique transcraniale réitérée (rTMS) est une nouvelle technologie, utilisée pour soigner les dépressions et les aphasies (13 ; 14).

C'est un procédé dont l'activité électrique dans le cerveau est influencée par un champ magnétique pulsé. Le champ magnétique est produit en passant de brèves impulsions courantes. Le champ magnétique qui est produit dans le rTMS peut pénétrer le cuir chevelu et le crâne et induire un courant dans des neurones spécifiques (cellules de cerveau). Puisque la stimulation magnétique est fournie à intervalles réguliers, ce se nomme TMS réitéré, ou rTMS. Toutefois, par rapport à l'auriculothérapie, la rTMS présente des effets indésirables et n'est pas particulièrement plaisante. Selon l'intensité de la fréquence, les patients peuvent éprouver des maux de tête et doivent supporter le bruit de l'appareil. En revanche, grâce au nouveau procédé d'aiguilles "cryoniques", de laser ou de stimulation électrique, l'auriculothérapie est vraiment non iatrogène et peut être adoptée par n'importe quel patient, y compris les très jeunes.

La deuxième candidate, mais dans un futur plus lointain, est la thérapie génique. En effet, plusieurs gènes ont été clonés, par exemple FOX2P (pour une revue, 15). Cependant, la grande difficulté de la thérapie génique sera d'agir au bon moment, c'est-à-dire, idéalement, pendant la vie intra-utérine.

De plus, une autre difficulté réside dans le fait que plusieurs gènes sont impliqués dans l'élaboration du langage, qu'ils sont localisés sur des chromosomes différents et qu'ils ne s'expriment pas tous au même stade du développement.

Du fait de cette complexité spatio-temporelle, il est évidemment plus simple d'agir, via l'auriculothérapie, sur les aires cérébrales elles-mêmes, plutôt qu'au niveau génétique. L'auriculothérapie a donc de beaux jours devant elle, d'où l'intérêt de ce mémoire, pionnier, je l'espère, dans l'histoire thérapeutique des TSDL...

CONCLUSION

A l'issue de ce mémoire, une idée vient à l'esprit : une étude sur un grand nombre de cas de TSDL s'impose. En effet, associée à une prise en charge orthophonique adaptée, l'auriculothérapie pourrait constituer le premier traitement curatif étiologique des TSDL.

La prise en charge des TSDL et, de façon plus large, de l'ensemble des troubles du langage se verrait radicalement modifiée. Ainsi, dès 18 mois, un enfant ne parlant pas du tout, ou, dès 24 mois, un enfant n'associant aucun mot pourrait se voir proposer des séances d'auriculothérapie. La nouveauté serait que l'on ne se contenterait plus de surveiller simplement mais on pourrait débuter un traitement précocement, avant l'entrée en maternelle.

On pourrait ainsi espérer qu'un traitement précoce puisse améliorer le pronostic des TSDL, pronostic actuellement réservé, notamment à cause du délai diagnostic. Simple retard de langage ou TSDL sévère serait pris en charge, après la réalisation d'examens complémentaires (qui eux restent incontournables pour le diagnostic différentiel des troubles du langage : audiogramme pour éliminer une surdité, EEG pour éliminer une épilepsie, IRM cérébrale pour éliminer une maladie neurodégénérative...). Avec l'auriculothérapie, on supprimerait l'étape du diagnostic positif de dysphasie versus retard simple car le même traitement non iatrogène serait mis en place pour ces deux types de pathologies du langage.

De plus, le même espoir de traitement curatif naît pour les enfants présentant des "traits" autistiques ou des TED. En effet, comme rappelé dans ce mémoire, autisme et TSDL pourraient représenter un continuum d'une même pathologie. Là encore, il faut insister néanmoins sur la nécessité de réaliser l'ensemble des examens complémentaires mentionnés afin d'éliminer les diagnostics différentiels.

En fait, toute la neuropédiatrie et la pédopsychiatrie seraient bouleversées ! La mise au point de l'IRM avait fait avancer de façon phénoménale le diagnostic en neurologie. Peut-être que la thérapeutique fera, elle aussi, un pas de géant en neuropédiatrie et en pédopsychiatrie, grâce à l'auriculothérapie ?

BIBLIOGRAPHIE

(1). R. Cheminal, B. Echenne. Les troubles spécifiques du langage oral chez l'enfant : du retard sévère aux dysphasies de développement. Service de Neuropédiatrie, CHU de Montpellier.

(2). Auricular Acupuncture stimulation measured on functional magnetic resonance Imaging. Alimi D., Geissmann A. and Gardeur D. Medical acupuncture 2002 ; 13(2) :18-21.

(3). Neurologie pédiatrique. M. Arthuis, O. Dulac, G. Ponsot, N. Pinsard et J. Mancini. Médecine-Sciences Flammarion. 2ème édition (2001): p447-448.

(4). Binder JR. The Wernicke area : Modern evidence and a reinterpretation. https://www.ncbi.nlm.nih.gov/pubmed/26567270 Neurology 2015;85(24):2170-5.

(5). Cerebellar contributions to speech production and speech perception : psycholinguistic and neurobiological perspectives. Ackermann H. Trends Neurosci. 2008;31(6):265-72.

(6). From the specific disorder to the molecular biology of language. II. Implications for the ontogenesis and phylogenesis of language. Benitez-Burraco A. Rev Neurol. 2005 15;41(1)37-44.

(7). Cerebellar contributions to cognitive functions: a progress report after two decades of research. Timmann D and Daum J. Cerebellum 2007;6(3):159-62

(8). Abnormal functional lateralization and activity of language brain areas in tipycal specific language impairment (developmental dysphasia. De Guibert C. et al. Brain 2011.

(9). Individual differences in anatomy predict reading and oral language impairments in children. Brain 2006;129(Pt12):3329-42.

(10). Cerebellum, language and cognition in autism and specific language impairment. J Autism Dev Disord. 2010;40(3):300-16.

(11). Brain asymmetries en autism and developmental language disorder: a nested-whole brain analysis. Brain 2005;128(Pt1):213-26.

(12). Evidence for plasticity in white-matter tracts of patients with chronic Broca's aphasia undergoing intense intonation-based speech therapy. Ann NY Acad Sci. 2009;1169:385-94.

(13). Transcranial magnetic stimulation as a complementary treatment for aphasia. Semin Speech Lang 2004;25(2):181-191.

(14) Resarch with rTMS in the treatment of aphasia. Restor Neurol Neurosci. 2010;28(4):511-29.

(15). Genetic advances in the study of speech language disorders. Newbury D. F. and Monaco A. P. Neuron 2010;68(2-13):309-320.

Cas clinique – Rhinite vasomotrice, sinusite et céphalée

Prof Dr Fernando Mendes Sant'Anna, MD, PhD. (Brésil),

Pr. Durval Dionísio Souza Mota et Pr. Vanessa Maia Rangel (UFF)

(Traduit du Portugais par Fernando Sant'Anna, corrections par Yves Rouxeville)

Mots clés : Rhinite vasomotrice – Auriculothérapie.

Date de la première consultation : 17 Novembre 2014.

Malade consultant : de sexe féminin, 20 ans.

Plainte principale : céphalée intense frontale, coryza, poids sur le visage, yeux rougeâtres.

Histoire de la maladie actuelle : Cette patiente a des problèmes d'intolérance depuis son enfance. Bien qu'elle ait effectué plusieurs traitements, elle souffre toujours d'attaques qui se manifestent par la rhinite vasomotrice et la sinusite. Elle présente également une hypersensibilité pharmacologique à divers médicaments (Dipyrone, ASA). Elle utilise souvent des antihistaminiques (Allegra Fexofénadine Hydrochloride) et a déjà utilisé des corticostéroïdes.

Comme elle continuait à avoir ces symptômes et devait voyager à l'étranger dans un mois, elle a décidé de tenter l'auriculothérapie.

Antécédents médicaux et chirurgicaux : rien à mentionner.

Cette patiente était recommandée par un étudiant participant à un cours délivré à l'UNIPAZ, à Rio de Janeiro. Son examen physique était normal. C'était une jeune fille en bonne santé, mais dont la rhinite et la sinusite étaient très troublantes, ayant lieu surtout lors des changements de temps. La patiente était très anxieuse en vue d'un voyage prochain, pour lequel elle tenait à être en pleine forme.

Nous avons décidé d'adopter directement une stratégie personnalisée (auriculomédecine) en utilisant le RAC (« pouls de Nogier »). À l'époque, nous avons fait peu de recherches sur les points noirs en haute impédance, dits de « fuite d'énergie ». Nous les avons utilisés plus fréquemment depuis 2015, après la venue d'Yves Rouxeville à Rio.

Nous avons utilisé la LEP pour rechercher les points auriculaires. Leur détection par le RAC a été contrôlée par l'Agiscop DT ®. Il s'agit de : (*figure 1*)

- à l'oreille droite (OD) : PMS (point maître sensoriel), hypothalamus, allergie, intestin grêle,
- à l'oreille gauche : pancréas, olfaction.

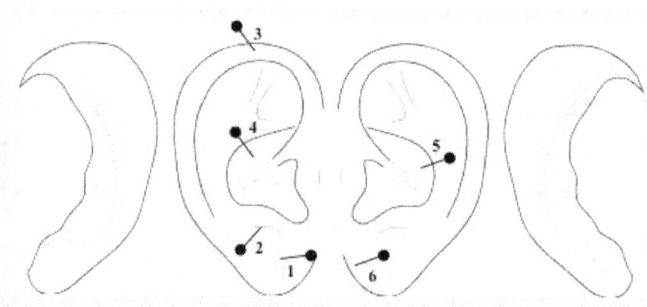

Figure 1. **Schéma de traitement de la première consultation**

    1. PMS

    2. Hypothalamus

3. Allergie

4. Intestin grêle

5. Pancréas

6. Olfaction

Nous avons utilisé seulement des aiguilles classiques *Dong bang* 0,25 x 15 mm, posées quinze minutes. Tous les points ont été renforcés par l'application du Laser Sedatelec Premio 32 ® en balayage de fréquences, 30 secondes pour chaque point avec l'aiguille en place.

Évolution : La patiente est revenue deux semaines plus tard pour un second traitement. Elle nous dit avoir été très bien pendant les 2 à 3 jours suivant le traitement, n'ayant pas eu de crises, même dans des lieux où elle les avait fréquemment. Le mal de tête était aussi à peu près disparu.

Schéma de la deuxième consultation : *(figure 2)*

- Oreille droite : poumon, hypothalamus, allergie et genou,
- Oreille gauche : ACTH du lobule (point du deuil).

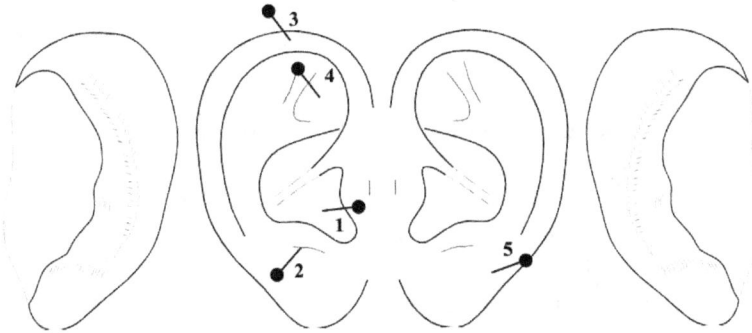

Figure 2. **Schéma de traitement de la deuxième consultation**

1. Poumon

2. Hypothalamus

3. Allergie

4. Genou

5. ACTH du lobule

Traitement effectué par aiguilles classiques plus laser en balayage de fréquences.

Deux semaines plus tard, la patiente revient pour une **troisième consultation** (la dernière avant le voyage), sans présenter de céphalée et ni aucune manifestation d'intolérance. À cette occasion, ont été détectés par le RAC (éclairage LEP) : (*figure 3*)

- Oreille droite : hypothalamus, allergie, zéro,
- Oreille gauche : point sur le mur de la conque, en topographie de L1 (ganglion lombaire).

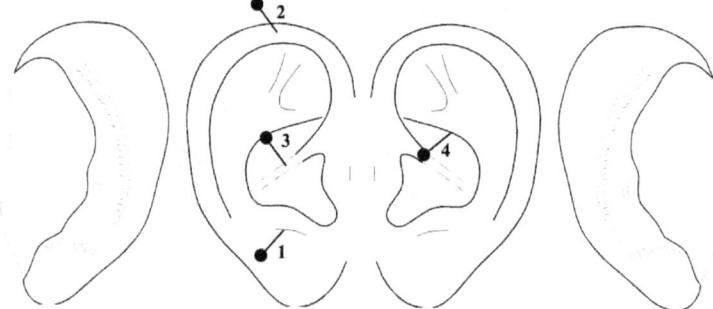

Figure 3. **Schéma de traitement de la troisième consultation**

1. Hypothalamus

2. Allergie

3. Zéro

4. Ganglion lombaire

Commentaires : les points utilisés étaient similaires dans toutes les sessions, avec des petites différences ; leur détection a toujours été guidée par le pouls.

L'amélioration la plus significative a été de 2 à 3 jours après la première consultation, bien que les autres séances ont eu, elles aussi, un effet important pour éviter la récidive en renforçant l'effet positif de la première. Ceci attire l'attention sur le fait que tous les points utilisés étaient, d'une manière ou d'autre, des points d'adaptation au stress, ce qui nous a semblé un facteur déclenchant important des crises allergiques chez cette patiente.

Tous les points trouvés sont mentionnés dans le livre d'Yves Rouxeville *Les Clés de L'Auriculothérapie – Clinique et Pratique* (édité en 2016 par Satas), pages 186 et 187, et peuvent être trouvés dans les soins de première ou deuxième intention.

Les points de l'hypothalamus (qui commande le système endocrinien de notre corps), dit de l'allergie et les points du lobule ont été les plus fréquents, mais il y avait aussi au moins un point dans la conque (endroit innervé par la 10ème paire crânienne (nerf vague), dont nous avons noté une importante participation dans l'équilibre neurovégétatif de ces patients.

L'utilisation du Laser est une autre donnée qui mérite attention. Les observations de Rouxeville et d'autres auteurs démontrent que le Laser peut être utilisé seul (chez les enfants, les personnes âgées ou les personnes qui n'acceptent pas les aiguilles) ou associé à des aiguilles ; dans ce cas, il augmente l'effet des aiguilles. Lorsque le Laser est utilisé seul, j'ai noté que souvent son effet maximal se manifeste deux à trois jours après le traitement. C'est ce qui s'est produit pour cette malade, bien que les aiguilles aient également été utilisées.

Il est également clair que la céphalée de cette patiente était secondaire au problème d'intolérance et/ou au stress que ce cadre a généré (céphalée de tension), puisqu'elle a disparu dès que la patiente n'a plus ressenti la manifestation d'intolérance.

Après ces seules trois séances de soins, la patiente est restée un an sans aucune crise allergique. Elle est retournée à notre cabinet trois ans plus tard pour un nouveau traitement des crises allergiques. De la même façon que précédemment, ces crises ont été résolues en seulement trois séances, comprenant aussi le traitement des points en hausse d'impédance, piqués en apnée inspiratoire pendant trois secondes.

Conclusion : Ce cas a été extrêmement intéressant. Il montre comment l'auriculothérapie personnalisée (auriculomédecine) peut agir rapidement et efficacement dans les cas d'allergie et de céphalées de tension, avec l'utilisation de quelques points, peu de consultations et avec un effet durable dans le temps. Même en cas de rechute, il est facile de traiter de nouveau ces patients avec des résultats comparables

Caso clínico – Rinite vasomotora, Sinusite, Cefaleia (*Português*)

Prof Dr Fernando Mendes Sant'Anna, MD, PhD. (Brésil),

Pr. Durval Dionísio Souza Mota et Pr. Vanessa Maia Rangel (UFF)

Traduzido do português por Fernando Sant'Anna

Palavras chave: Rinite vasomotora - Auriculoterapia

Data da primeira consulta: 17 de novembro de 2014

Paciente: sexo feminino, 20 anos

Queixa principal: muita dor de cabeça frontal, coriza, peso na face, olhos avermelhados

História da doença atual: Paciente tem quadros de intolerância respiratória desde criança, quando fez vários tratamentos, embora siga tendo crises que se manifestam por quadros de rinite e sinusite. Refere também hipersensibilidade a vários medicamentos (dipirona, AAS). Faz uso constante de anti-histamínicos (allegra → cloridrato de fexofenadina) e já teve que usar também corticoides.

Como segue tendo esses quadros e irá viajar para o exterior dentro de 1 mês, decidiu tentar a auriculoterapia.

História patológica pregressa e cirurgias prévias: nada digno de nota

Essa paciente veio encaminhada para tratamento após curso que ministramos na UNIPAZ no Rio de Janeiro, através de um aluno do curso. Seu exame físico era normal. Tratava-se de uma jovem, de aparência saudável, mas cujas crises de rinite/sinusite incomodavam bastante, e ocorriam particularmente nas mudanças de tempo. Paciente encontrava-se bastante ansiosa em vista da viagem próxima, querendo ficar bem a todo custo.

Decidimos partir diretamente para uma estratégia personalizada utilizando o RAC (pulso de Nogier). Na época fazíamos pouco a pesquisa dos pontos de fuga de energia (alta impedância), que começamos a fazer mais a partir de 2015, após a vinda de Yves Rouxeville ao RJ.

Utilizamos a LEP (lâmpada de clareamento progressivo) para a detecção dos pontos auriculares. A detecção dos mesmos pelo **RAC** foi controlada pelo **AGISCOP DT ®**. Os seguintes pontos foram encontrados (*Figura 1*):

- Orelha direita: PMS (ponto mestre sensorial), hipotálamo, alergia e intestino delgado;
- Orelha esquerda: pâncreas, olfativo.

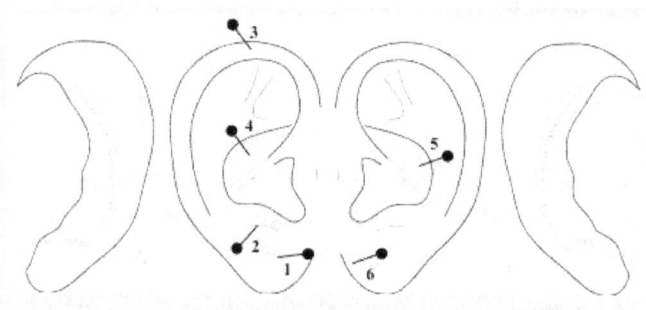

Figura 1. **Esquema de tratamento na 1ª sessão**

1. PMS
2. Hipotálamo
3. Alergia
4. Intestino delgado
5. Pâncreas

46

6. Olfativo

Utilizadas apenas agulhas clássicas *Dong bang* 0,25 x 15 mm, mas todos os pontos foram reforçados pela aplicação do Laser Premio 32 ® da SEDATELEC em varredura de frequências durante 30 segundos em cada ponto, ao mesmo tempo em que estavam as agulhas sobre os pontos.

Evolução: A paciente retornou 2 semanas depois para uma segunda sessão, dizendo que 2 a 3 dias após o tratamento ficou muito bem, não tendo tido crises nem mesmo em locais onde antes tinha com facilidade. A dor de cabeça tinha também praticamente sumido.

Esquema de tratamento da 2ª sessão (*Figura 2*):

- Orelha direita: pulmão, hipotálamo, alergia e joelho;
- Orelha esquerda: ACTH do lóbulo.

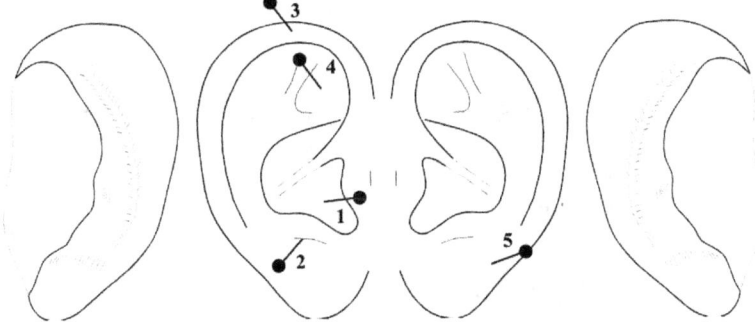

Figura 2. **Esquema de tratamento na 2ª sessão**

1. **Pulmão**
2. **Hipotálamo**
3. **Alergia**
4. **Joelho**
5. **ACTH do lóbulo (ponto do luto)**

Tratamento efetuado com agulhas clássicas + Laser em varredura de frequências.

Duas semanas depois a paciente retorna para a **3ª sessão** (última antes da viagem), sem dor de cabeça e sem manifestações de intolerância. Nessa ocasião, foram detectados pelo RAC (clareamento com a LEP) – *Figura 3*:

- Orelha direita: hipotálamo, alergia, zero;
- Orelha esquerda: ponto na parede da concha, em topografia de L1 (gânglio lombar).

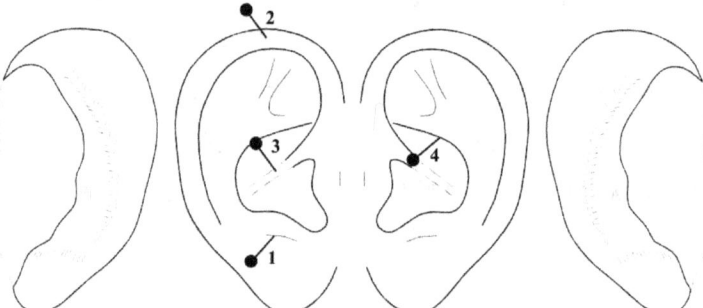

Figura 3. **Esquema de tratamento na 3ª sessão**

1. **Hipotálamo**
2. **Alergia**
3. **Zero**
4. **Gânglio lombar**

Comentários: os pontos utilizados bastante semelhantes em todas as sessões, com pequenas diferenças, sempre guiados pelo pulso. A melhora mais significativa se deu 2 a 3 dias após a 1ª sessão, embora as demais tenham sido importantes para evitar a recidiva, reforçando o efeito positivo da primeira. Chama a atenção o fato de todos os pontos utilizados serem, de uma forma ou de outra, pontos de adaptação ao estresse, o que nos parecia um importante fator desencadeador das crises alérgicas nessa paciente. Todos os pontos encontrados são mencionados no livro de Yves Rouxeville *Les Clés de L'Auriculothérapie – Clinique et Pratique* (As Chaves da Auriculoterapia – Clínica e Prática, Editora Satas, 2016), páginas 186 e 187, podendo ser encontrados tantos nos cuidados de primeira quanto nos de segunda intenção.

O ponto do hipotálamo (que comanda o sistema endócrino de nosso organismo), o da alergia e pontos do lóbulo foram os mais presentes, assim como sempre aparecia um ponto na concha, local que recebe a inervação do 10º par craniano (nervo vago), tendo importante participação no equilíbrio neurovegetativo desses pacientes.

A utilização do Laser é outro dado que merece destaque. Observações de Rouxeville e outros autores demonstram que o Laser nesses casos pode ser utilizado isoladamente (em crianças, idosos ou indivíduos que não aceitem agulhas) ou associados às agulhas, quando então produzem aumentam o efeito das primeiras. Quando Laser é utilizado isoladamente, frequentemente seu efeito maior se manifesta dois a três dias após o tratamento. Foi o que aconteceu no caso em questão, muito embora tenham sido usadas também as agulhas.

Fica claro também que a cefaleia dessa paciente era secundária ao problema da intolerância às mudanças de tempo e/ou ao estresse que esse quadro gerava (cefaleia tensional), uma vez que a mesma desapareceu tão logo a paciente melhorou das crises de rinite.

Após essas três sessões apenas a paciente permaneceu 1 (um) ano sem qualquer crise de rinite ou sinusite. Retornou ao nosso consultório 3 (três) anos depois para novo tratamento dessas mesmas crises que, da mesma forma que anteriormente, foram resolvidas em apenas 3 sessões, nessa segunda ocasião utilizando também os pontos de alta impedância, picados em apneia inspiratória durante 3 segundos.

Conclusões: esse caso foi extremamente interessante e ilustrativo, mostrando como a auriculoterapia personalizada (auriculomedicina) pode agir rápida e eficazmente em casos de hipersensibilidade e cefaleia tensional, com a utilização de poucos pontos, poucas sessões e com durabilidade bastante extensa. Mesmo em casos de recidiva, é fácil voltar a tratar esses pacientes com resultados bem semelhantes aos do primeiro tratamento.

Observation d'un cas de fatigue intense

Laurence Robin-Jan, Solenn Le Couviour, Yves Rouxeville

Commentaires d'Yves Rouxeville :

Il s'agit d'un récit d'expérience. C'est moi-même qui a proposé aux deux IDE de leur « mettre le pied à l'étrier ». Il se trouve que je connais particulièrement bien celui qui a été soigné, ce qui explique le manque de recherche de l'étiologie de la fatigue.

L'intérêt de ce récit d'expérience est le retour : l'effet bien ressenti d'une telle séance, de sa valeur pratique, du pragmatisme.

Dans ce cas abrégé, nous n'avons pas effectué de multiples tests, mais travaillé de manière séquentielle (séquence des îlots noirs décrite en fin des années 1970, séquence 24 enseignée par Paul Nogier en mai 1983). Traiter une information, c'est d'abord agir sur le symptôme qui s'exprime ; après traitement, apparait une information, une anomalie antérieure. Sur le modèle des cailloux du petit Poucet, ou du fil d'Ariane, analyser et traiter une séquence c'est traiter une information dans son essence, en neutralisant les anomalies qui ont précédé.

Y.R.

Mots-clés : Auriculothérapie – Fatigue – Points détectés par bâtonnet noir – Points détectés par couleur rouge 24 – Syndrome de toxicité des Statines.

Les circonstances

Alors que nous venions de terminer le module 4 de la formation d'auriculothérapie, à la Clinique Mutualiste de la Porte d'Orient, nous rencontrons un collègue âgé de 63 ans. Il nous questionne sur un effet possible de l'auriculothérapie sur son état de fatigue qui traîne. Nous lui proposons une séance, illico.

Yves Rouxeville (notre formateur) se propose de nous aider. La formation avait permis de contrôler que nous (Laurence et Solenn) avions une bonne perception du pouls, ce fameux RAC-VAS découvert par le Dr Paul Nogier et expliqué par le Pr. Pierre Magnin.

En effet, travaillant ensemble en salle de réveil, depuis deux mois nous nous étions entraînées à le rechercher sur les malades comme dans la famille.

Ainsi, nous avions acquis la conviction d'un phénomène subtil qui nous semblait plein de promesses.

Déroulement de la consultation

Laurence s'est mise à la tête du malade, et contrôlait le pouls du patient à son poignet gauche, alors que Solenn contrôlait le pouls au poignet droit du patient. Yves Rouxeville se contentait d'orienter méthodiquement Laurence dans son examen, et parfois aussi de contrôler le pouls du patient.

1 - Recherche des points d'oreille douloureux à la pression manuelle : (fig. 1)

Elle a été effectuée par deux fois sur la totalité de chaque oreille. Un seul point a été retenu : à l'oreille gauche, situé dans le lobule (entre le point maxillo-dentaire et la zone de l'hypothalamus). Il est contrôlé en baisse d'impédance à l'aide du détecteur électrique Modulo 100 à notre disposition : traitement par ASP (code ●).

2 - Détection des points d'oreille repérés au bâtonnet noir : (fig. 1)

La zone de recherche est évaluée par l'approche du filtre noir. L'approche du bâtonnet noir permet d'y préciser la zone ponctuelle noire, dite « point ». Le traitement en est fait par une aiguille simple posée en apnée inspiratoire pendant 3 secondes. Au bout de 30 secondes, on vérifie la disparition ou l'apparition éventuelle d'une autre information noire, sur la même zone ou sur une autre zone de cette oreille (ou de l'autre oreille). Ce travail successif est dit la « séquence des ilots noirs ».

La neutralisation des ilots noirs est réputée efficace dans les cas de fatigue, l'effet ressenti se manifestant au terme de quelques jours.

Pour cette consultation, nous avons observé et traité cinq ilots noirs (à gauche système limbique gauche et épaule ; à droite, bulbe, hypothalamus antérieur, branche montante de l'hélix (code ❢).

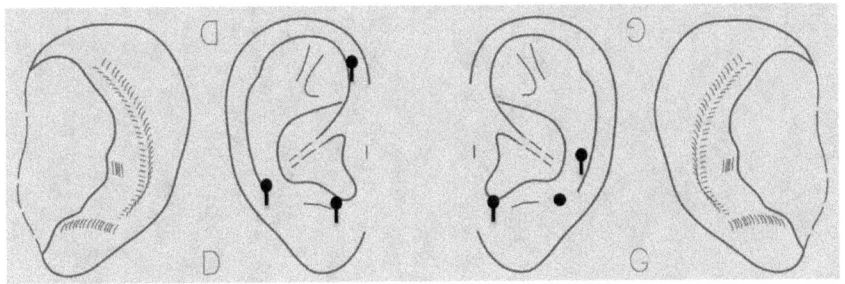

Fig. 1 – Point douloureux ●puis points détectés par bâtonnet noir ❢.

3 – *Séquence des points détectés à la lumière Rouge 24 :* (fig.2)

Nous avons ensuite recherché sur les deux oreilles la présence de points détectés par la couleur Wratten Kodak « D » rouge 24, qui sont rapportés être en relation avec les points de désadaptation des patients. Le filtre rouge 24 est approché d'une oreille puis de l'autre ; la précision. La couleur ponctuelle émise par le détecteur ELD permettra de repérer le point anormal ; il sera contrôlé par le Modulo 100. Son traitement est fait par ASP (baisse d'impédance) pour chacun des quatre points : préfrontal oreille gauche, oméga'' au sommet de l'hélix droit, point de Bourdiol à l'oreille gauche, puis point d'élimination à l'oreille droite. Par contre l'aiguille simple est retenue en cas de hausse d'impédance (point de Bourdiol à l'oreille droite). Le point zéro gauche, bien qu'en baisse d'impédance n'est pas traité par ASP, mais par aiguille simple (patient utilisateur de stéthoscope).

4 – *Contrôle de fin de consultation :*

Un scanning des deux pavillons de l'oreille a été réalisé à l'aide de la L.E.P. Le RAC ne détecte qu'un seul point (dans la fosse scaphoïde, tout près du tubercule de Darwin), contrôlé en hausse d'impédance et donc traité à l'aiguille simple.

A l'issue, les transferts ont été analysés dans les deux sens sur chaque oreille (pavillon-lobule, lobule-tragus, pavillon-tragus, pavillon-conque, lobule-conque, oreille-joue). Du fait qu'ils étaient tous parfaitement normaux, nous avons décidé de cesser les soins.

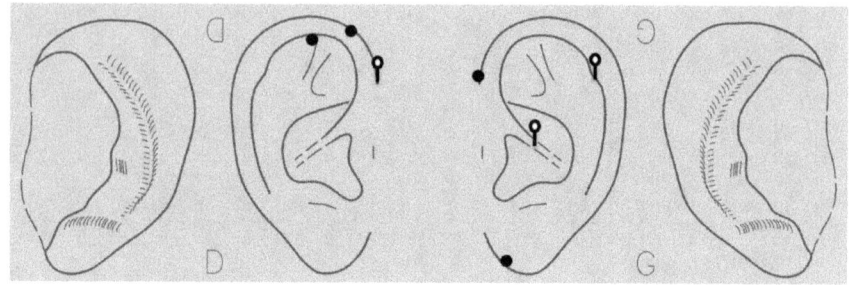

Fig. 2 – Points détectés par projecteur couleur Rouge 24 (● ou ♀)

4 - *Evolution manifestée par le patient :*

A son lever du divan d'examen, il ressent une très nette sensation d'instabilité, sans vrai vertige, qui le conduit à rester assis pendant près d'une minute.

Dans le quart d'heure suivant la fin des soins, il ressent d'abord une détente des muscles du visage, puis une sensation de délassement corporel thoraco-abdominal.

Dix jours après, nous avons l'occasion de nous entretenir seules avec lui. Il nous a confirmé avoir ressenti progressivement un sommeil de meilleure qualité, moins de vague à l'âme, et retrouvé un certain dynamisme. Ce collègue connu comme « cartésien » nous a fait part de sa double satisfaction : une amélioration douce mais franche de son état physique et émotionnel, mais aussi ne pas avoir à entamer la prise d'anxiolytiques ou d'autres produits psycholeptiques.

Discussion

Pour les deux débutantes que nous sommes, ce traitement d'un cas complexe est une observation très positive, à plusieurs titres :

- D'abord, elle est la conjonction entre la suite immédiate d'une formation au cours de laquelle fut confirmée notre aptitude à percevoir correctement le RAC.
- Ensuite, la confiance de notre formateur pour nous aider en ce compagnonnage.
- Enfin, pouvoir contrôler la recherche du point de façon objective, avec l'aide d'un détecteur électrique précis. Ce fait,

« la cerise sur le gâteau », nous libère de nos doutes, en relativisant la subjectivité de nos perceptions.

Nous avons également bien intégré l'ordre dans lequel effectuer les traitements chez les patients fonctionnels, en dehors des cas d'urgence :

1. d'abord rechercher les points douloureux à la pression des doigts (qu'il s'agisse de douleur ou de souffrance),
2. puis neutraliser les points de fatigue, détectés par le bâtonnet noir,
3. ensuite rechercher les points spécifiques (ici à la couleur rouge 24, en fonction de la réponse du filtre rouge 24 approché de l'oreille),
4. enfin, effectuer un contrôle général : vérifier l'absence d'anomalies majeures. et l'état des transferts.

Nous comprenons également l'intérêt du travail séquentiel. Habituées aux prescriptions symptomatiques, nous avons pour habitude de nous satisfaire de l'aide efficace dans les brefs délais ; or, ce traitement doit souvent être répété. Dans le cas précis, nous avons compris que traiter une information c'est d'abord soigner le symptôme qui s'exprime, puis tenter de comprendre ce qui l'a précédé. Une séquence peut être assimilée soit aux cailloux du petit Poucet, soit au fil d'Ariane ; analyser et traiter une séquence, c'est avoir plus de possibilités de traiter plus complètement une information en neutralisant les anomalies qui pourraient l'avoir précédé ; c'est aller jusqu'au bout !

Notre rôle d'IDE est d'effectuer des soins dédiés, dans les limites indiquées par notre formateur, avec l'accord ou sur la demande de nos responsables de service. Les malades apprécient l'auriculothérapie, que nous effectuons dans des cas simples, soit en salle de réveil, soit chez des malades hospitalisés.

P.S. Me rendant ce matin à la Clinique, j'y ai croisé le confrère soigné il y a deux mois. Il m'a confirmé que l'effet bénéfique avait duré un mois environ, avant de s'estomper.

La clé du problème semble être un ST-ST (**Syndrome de toxicité des Statines**) apparu il y a deux ans, malgré les changements de molécules, dont les symptômes ont diminué très fortement depuis l'arrêt de Statines (hypocholestérolémiant) il y a deux semaines.

Chez ce malade, étaient associés :

1. Une lourdeur des membres avec marche à petits pas limitée à un petit périmètre,
2. Une frilosité devenue importante,
3. Une obnubilation et confusion avec perte de mémoire et mélange des mots,
4. Des troubles modérés du sommeil, sommeil non réparateur et somnolence diurne,
5. Un état d'anxiété généralisée avec désintérêt de la vie.

Y.R.

Pulsed Magnetic Field, a potentially useful complementary auricular therapeutic option

Pulsed Magnetic fields on the auricular zones: a preliminary study for the choice of pulsed frequencies through Auricular medicine

Chantal Vulliez[1], Patrick Becu[2]

[1] *MD, Stomatologist, Lyon, France,* [2] *DVM, Lyon, France*

Abstract :

Background: Pulsed magnetic field (PMF) is an important non-invasive alternative therapeutic option that has been investigated in several pre-clinical and clinical studies. For example, transcranial magnetic stimulation is increasingly used as a treatment for neurological dysfunction, and extremely low frequency pulsed magnetic fields have been shown to induce Faraday currents and measurable effects on biological systems. However, there are few if any studies about the effects induced by different frequencies.

Methods: In this research project, we applied the principle of transcranial pulsed magnetic field stimulation directly to the whole ear bilaterally, with subjects wearing a helmet equipped with transcranial electromagnetic auricular applicators.

First we carried out a double-blinded diagnostic trial involving 100 patients, applying five different PMF stimulations while monitoring the VAS (the Nogier signal). The five different PMF simulations selected had previously been applied to a small group of 17 subjects whose pathologies appeared to respond to them using the VAS as a detection method.

Second, we carried out a diagnosis and treatment protocol on 260 patients presenting such pathologies, using those frequencies in 3 different programs on both ears with a prototype, and followed them up during 3 to 8 months. During that time, we noted improvements from 0 to 3+, along with other relevant information.

Results: All patients followed in the diagnosis and treatment arm showed anywhere from a notable to excellent improvement, progressive over time, but present following the first session.

Conclusion: Pulsed magnetic fields with appropriate frequencies applied to the whole ear bilaterally showed evidence for therapeutic efficiency.

Key word : Pulsed magnetic fields, Nogier's Signal, auricular stimulation

Introduction

Les champs magnétiques pulsés

L'utilisation des champs magnétiques remonte sans doute à la médecine antique, puisqu'Hippocrate et Pline y faisaient déjà allusion, mais les premières mentions documentées de l'utilisation d'aimants datent du XVIIIème siècle. Au début du XXème, se développe l'utilisation des champs électromagnétiques pulsés.

La thérapie électromagnétique regroupe l'utilisation de 6 groupes différents de champs magnétiques :

- Les champs magnétiques fixes, par des aimants permanents ou par le passage d'un courant continu constant dans une bobine
- La stimulation magnétique transcranienne (Transcranial Magnetic Stimulation ou TMS) qui utilise des fréquences de 1 à 200Hz
- Les champs électromagnétiques de basse fréquence, qui utilisent en général les fréquences de l'alimentation électrique sur secteur (50Hz en Europe et Asie, 60Hz en Amérique du Nord)
- Les champs pulsés en radiofréquence, dans la gamme 12-42 MHz

- Les champs pulsés en ondes millimétriques, entre 30 et 100 GHz
- Les champs électromagnétiques pulsés (Pulsed Electromagnetic Fields ou PEMFs) qui utilisent des fréquences entre 5 et 300Hz, avec des formes d'ondes et amplitudes spécifiques

La thérapie par Champs Electromagnétiques est définie comme l'utilisation de champs magnétiques variables dans le temps, selon des fréquences basses entre 3Hz et 3KHz, et qui puissent induire un courant suffisant pour stimuler les tissus vivants.

Les champs magnétiques peuvent pénétrer tous les tissus vivants tels que l'épiderme, le derme et les tissus sous-cutanés, mais également les tendons, muscles et os.

L'apport énergétique est directement lié aux caractéristiques du champ utilisé (puissance, surface traitée, durée d'application).

La stimulation magnétique transcranienne est une méthode reconnue sûre et non invasive de stimulation électrique des neurones dans le cortex cérébral, modifiant localement l'activité neuronale, avec un effet à distance possible lorsque la stimulation pulsée induit des modifications des circuits afférents et efférents.

Le mode d'action semble être celui de l'induction, tel que proposé par Faraday (1838), c'est-à-dire que le courant parcourant la bobine crée un champ magnétique qui pénètre à travers les tissus pour atteindre le système nerveux où il induit un second courant, ionique cette fois, perturbateur de la polarisation/dépolarisation cellulaire, en particulier celle du neurone.

Une stimulation pulsée peut perturber le fonctionnement normal ou anormal de la conduction nerveuse, avec, en général, un effet inhibiteur de l'excitabilité corticale pour les basses fréquences de l'ordre du Hz, et un effet facilitateur pour les fréquences supérieures à 5Hz.

La stimulation magnétique transcranienne est aujourd'hui utilisée pour traiter les troubles nerveux fonctionnels comme la dépression ou la fibromyalgie, ou les troubles dégénératifs tels que maladie de Parkinson ou Alzheimer. Elle fait l'objet de nombreuses études cliniques de haut niveau.

La thérapie par champs magnétiques pulsés est également utilisée localement, et ses effets dépendent de paramètres tels que l'intensité, la fréquence et la forme de l'onde. Des études cliniques rapportent ses effets bénéfiques dans le traitement de l'ostéo-arthrose du genou, les douleurs de l'épaule ou du dos (lombaires en particulier), sclérose en plaque, douleurs cancéreuses, dystrophies...

Des appareils sont étudiés pour un usage domestique, par le patient lui-même, sous le contrôle de son médecin traitant.

Une nouvelle application destinée à la stimulation spécifique du nerf vague (nerf X) au niveau de la conque auriculaire est actuellement à l'étude dans la communauté scientifique.

Cela ne surprendra pas les Auriculothérapeutes qui utilisent cette voie d'accès auriculaire au système nerveux autonome depuis plus de cinquante ans...

L'approche de P Nogier

L'Auriculothérapie a été initiée et développée par le Dr Paul Nogier au début des années 1950 comme une nouvelle méthode de diagnostic et de traitement, basée sur une somatotopie réflexe auriculaire – le désormais célèbre fœtus inversé -, et complétée dès les années 1960 par une seconde découverte, le VAS ou Signal de Nogier.

Ce Signal, perceptible par la prise du pouls radial comme une variation de la tonicité artérielle, permet en effet de ressentir toute réaction du système nerveux autonome d'un organisme soumis à une stimulation très légère. Nous n'en développerons pas ici les bases théoriques ou applications, mais rappellerons que, pour un praticien expérimenté, la présence ou non du VAS permet d'identifier les stimulations actives entrainant une réaction de l'organisme.

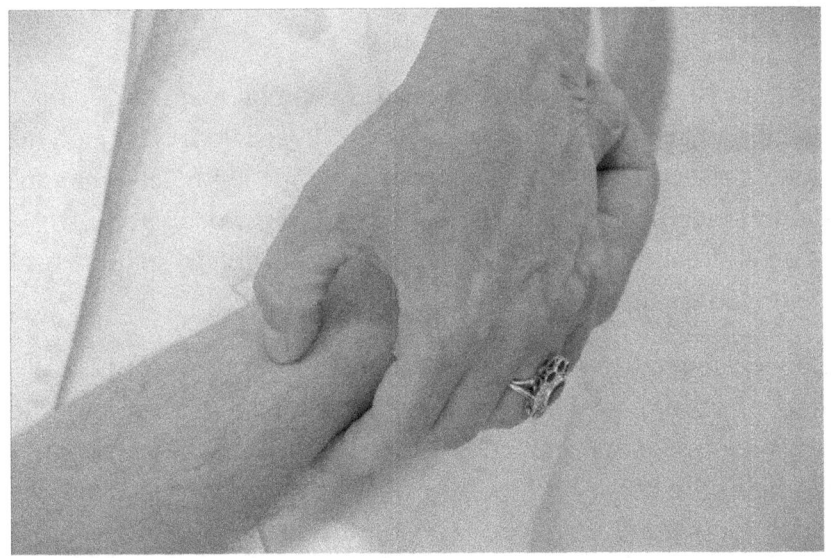

Figure 1

Dans le cadre de l'Auriculomédecine, Paul Nogier et nombre de ses élèves ont utilisé ou utilisent encore un petit instrument appelé « détecteur Nord / Sud » ou désormais EASYO 4®, présentant un aimant fixe de polarité Nord ou Sud à chacune des extrémités de ce petit marteau, qu'ils approchent du pavillon auriculaire à la recherche de points réactifs identifiés par le VAS.

Des aimants fixes de plus forte puissance sont parfois utilisés en stimulation locale, comme les Polartrons®.

Dans le cadre de cette étude, ce sont des champs magnétiques émis par des électroaimants et pulsés qui sont utilisés, à l'exclusion de tout aimant fixe. L'application se fait sur l'intégralité du pavillon auriculaire et non pour identifier des points sur le pavillon.

Le Dr Paul Nogier a étudié l'action des champs magnétiques sur les pavillons auriculaires et publié dès 1976 des articles sur les modalités et les résultats obtenus par l'application de ces champs. Il note que l'application bilatérale d'un champ Nord va mettre le sujet en état de parasympathicotonie, alors qu'un champ Sud aura pour conséquence une orthosympathicotonie.

Il note également qu'un champ magnétique de faible intensité induit, après une action conforme à sa polarité comme celle évoquée ci-dessus, une réaction inverse (par exemple, un champ Nord faible induira une parasympathicotonie, puis, dans les minutes suivant l'arrêt de la stimulation magnétique, une sympathicotonie réactionnelle).

L'alternance de champs Nord et Sud, selon une fréquence de 50Hz, va amener une régularisation des deux pôles du système nerveux autonome, et il en conseille l'utilisation en préparation à l'examen du patient, durant 3 minutes.

Très peu d'études mentionnent l'impact du choix de la fréquence de pulsation magnétique, au mieux la gamme de fréquences utilisée est mentionnée.

L'objectif de la présente étude est de tenter de déterminer quelles sont les fréquences adaptées pour le traitement de pathologies spécifiques, en analysant une corrélation entre les réactions de patients à différentes fréquences et leurs pathologies, dans un premier temps, puis l'amélioration des patients par un traitement utilisant un programme fréquentiel spécifique.

Méthode

L'étude a été réalisée au cabinet médical du Dr Vulliez, avec les patients venus en consultation de stomatologie.

Les informations ont été recueillies dans le cadre confidentiel de ces consultations, et tous les patients ont reçu les soins nécessités par leur état, indépendamment de l'étude.

Chaque patient a été suivi exclusivement par le Dr Vulliez dans le cadre de cette étude, afin de diminuer l'effet opérateur-dépendant, tant dans la prise du VAS que pour le recueil et la qualification des symptômes, commémoratifs et amélioration perçue.

Le projet de recherche se déroule en 3 Phases successives, selon 3 protocoles spécifiques. Chaque phase a fait l'objet d'une analyse des résultats recueillis, et les protocoles suivants ont été élaborés selon les conclusions déduites des données observées lors de la phase précédente.

L'appareil utilisé est un prototype adapté pour chaque phase de l'étude.

Il présente en façade 3 boutons (un pour le choix du protocole, un pour choisir le programme et un pour le choix de la puissance d'émission), une fiche pour brancher le casque et, à l'arrière, une prise pour une pédale de déclenchement de la stimulation.

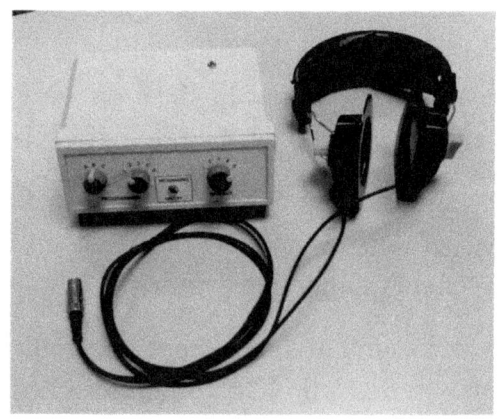

Figure 2

Lors des Phases 1 et 2 (évaluation à l'aide du VAS), l'émission magnétique est limitée au temps d'appui sur la pédale.

Lors de la Phase 3 (traitement), l'appui sur la pédale initie une séquence de traitement de 7 minutes. Un nouvel appui après ces 7 minutes déclenche à nouveau une émission de 7 minutes.

L'appareil intègre, dans chaque oreillette du casque, une bobine capable de générer le champ magnétique souhaité lors du passage du courant, toute la gestion électronique du courant électrique étant réalisée dans le boitier.

Chaque oreillette est habillée de mousse pour le confort du patient. La bobine émettrice du champ magnétique pulsé se situe à 1 cm de l'oreille du patient.

Phase 1

Un premier protocole (Phase 1) a été initié en juillet 2014, et a intégré 17 patients.

L'objectif de ce protocole était d'identifier, par la prise du VAS, la réaction de chaque patient à 5 différentes fréquences de pulsation du champ magnétique, et, pour chaque fréquence, à 5 puissances différentes du champ.

Après le recueil des commémoratifs et l'examen clinique, le praticien recherchait le VAS durant 30 secondes pour chacune des 5 puissances pour chacun des 5 programmes, en qualifiant son ressenti VAS de Absent (noté -), Faible (+), Moyen (++) ou Fort (+++), et ajoutant la lettre R si l'apparition du VAS était retardée par rapport au début de la stimulation (normalement, le VAS est ressenti immédiatement, dès le début de la stimulation, mais il peut parfois être retardé de quelques secondes).

Ce recueil d'information était réalisé en double aveugle, ni le patient, ni le thérapeute ne connaissant les caractéristiques techniques de la stimulation pour chacun des programmes et chacune des puissances.

Ce protocole, trop lourd en clientèle (25 mesures par patient), a cependant permis d'identifier les principales pathologies des patients (commémoratifs, plainte principale, ...), et conduit à éliminer un programme de stimulations en alternance, trop complexe pour autoriser une prise du VAS correcte et significative, et à définir une puissance du champ magnétique optimale.

Phase 2

Un second protocole (Phase 2) a donc été initié en mars 2016, et a intégré 100 patients.

La démarche était également en double aveugle, avec enregistrement des commémoratifs et diagnostic clinique spécifique, puis le test de cinq programmes d'émission de la stimulation magnétique, pour chaque patient, la puissance émise étant fixe.

Le VAS était noté de 0 (signe -) à 4 (signe ++++), pour chaque programme. Les programmes étaient testés systématiquement sur chaque patient, mais dans un ordre aléatoire non prédéfini.

A l'issue de ce second protocole, les résultats ont été dépouillés par un observateur indépendant du thérapeute.

En croisant les différentes pathologies observées et les réactions évaluées par la prise du VAS sur les patients présentant ces pathologies lors de la stimulation par l'un ou l'autre des programmes de stimulation magnétique, nous avons élaboré 3 programmes de traitement destinés à des pathologies regroupées en 3 groupes distincts.

Phase 3

Un troisième protocole (Phase 3) est initié en décembre 2015, et s'étendra jusqu'en septembre 2016.

Il intègre 260 patients issus de la clientèle du Dr Vulliez.

Les patients sont alors affectés à l'un des 3 traitements selon les commémoratifs et l'examen clinique. Le patient pouvant bien évidemment présenter plusieurs pathologies parmi celles retenues, son affectation à l'un des 3 groupes relevait du jugement du praticien, en fonction de la pathologie jugée principale.

Le premier groupe de pathologies (Groupe 1) intègre

- les Douleurs de la face,
- les Douleurs autres,
- les Allergies
- les Sinusites et Rhinopharyngites.

Le second groupe (Groupe 2) intègre

- les Problèmes digestifs,
- les Problèmes vertébraux
- les Problèmes articulaires.

Le troisième groupe (Groupe 3) intègre

- l'Asthénie,
- la Dépression,
- les Problèmes d'occlusion dentaire
- les Problèmes nerveux.

Rappelons que les groupes de pathologies ont été constitués en cohérence avec les réactions au VAS des patients selon différentes fréquences magnétiques, lors de la phase précédente, et non selon des considérations physiopathologiques ou anatomiques.

Le diagnostic est posé par le praticien, en fonction des commémoratifs et de l'examen clinique du patient, sans tester ses réactions au VAS pour les différentes fréquences étudiées.

Lors de la visite initiale, le praticien recueille toutes les informations utiles, dont la date de naissance, les commémoratifs en rapport ou non avec la pathologie motivant la consultation, puis les patients sont affectés à un groupe, et il leur est appliqué le traitement selon le programme correspondant à leur groupe, pendant 7 minutes ou 14 minutes (2 fois 7 minutes).

Les patients sont ensuite revus entre 2 et 4 fois, et à chacune des visites sont notées :

- la date,
- l'amélioration de la pathologie principale par rapport à la visite initiale,
- la réalisation d'une seconde séance avec le même programme que la séance précédente ou un autre programme,
- la durée du traitement,

- des notes libres sur l'évolution ou les remarques du patient.

L'amélioration de la pathologie principale est estimée selon 4 notations possibles (0 pour l'absence d'amélioration, + pour une amélioration légère, ++ pour une amélioration notable et +++ pour une amélioration excellente, correspondant à une disparition des symptômes de la pathologie principale). Cette amélioration est estimée par le praticien par rapport à l'évaluation lors de la visite initiale qui sert donc de référence.

La réalisation d'une seconde séance est cochée (choix OUI /NON), puis qualifiée (Identique ou Autre, 7 ou 14 minutes ou autre).

Les patients intégrés dans les différents protocoles sont choisis par le praticien lors des consultations. Etant donné le temps écoulé entre chaque protocole, les patients inclus dans une phase de l'étude ne l'ont pas été lors d'une phase suivante ou de manière très occasionnelle et aléatoire. Les 3 échantillonnages de sujets peuvent donc être considérés comme indépendants les uns des autres.

Tous les patients du Dr Vulliez qui sont inclus dans l'étude connaissent sa spécialité et sa méthode de travail particulière en auriculomédecine.

Les critères d'inclusion d'un patient dans une phase de l'étude sont

- la présence d'une pathologie compatible avec l'étude,
- et pour le troisième protocole, leur accord pour un suivi sur plusieurs séances, au minimum jusqu'à ce que leur état soit considéré comme bénéficiant d'une amélioration maximale sur la pathologie principale.

Il n'y a pas de critères d'exclusion spécifiques autres que le non respect des critères d'inclusion.

En particulier ne sont pas exclus les patients ayant déjà bénéficié d'un traitement par auriculomédecine, puisque c'est un élément courant de la pratique médicale du Dr Vulliez. On peut donc considérer que les patients de l'étude sont familiers des pratiques telles que recherche du VAS et stimulations diverses (électriques, laser ou magnétiques).

Résultats

Résultat de la Phase 1

Les programmes émettaient un champ magnétique pulsé pour les programmes 1 à 4, et continu pour le programme 5.

Les puissances d'émission, notées de 1 à 5, vont de 0.5 Gauss à 5 Gauss, la puissance étant mesurée au contact de la bobine.

17 patients ont été inclus. Aucun n'a été traité avec l'appareil.

La fiche de saisie est en annexe 1.

La notation symbolique (-, +, ++, +++) a été convertie en données numériques (0, 1, 2, 3).

Dans le tableau 1, le *nombre de patients* correspond au nombre de patients ayant répondu à la stimulation du programme par un VAS, sur les 17 testés, la *note moyenne* à la moyenne de la note qualité de ce VAS (de 1 pour faible à 3 pour significatif) et le *ratio R* le nombre de patients ayant présenté un VAS décalé dans le temps sur le nombre de patients ayant présenté un VAS.

	Prog.1	Prog. 2	Prog. 3	Prog. 4	Prog. 5
Nombre de patients	11	9	5	8	16
Note moyenne	1.83	2.5	1.5	1.33	2.44
R ratio	0.91	0.44	0.2	0.75	0.43

Tableau 1

L'évaluation de l'influence de la puissance du champ magnétique ne permet pas une analyse chiffrée (manque de données) mais montre que les puissances les plus élevées (4 et 5) semblent les plus à même de stimuler la réaction VAS.

Le programme 3, de par sa nature de stimulations multiples successives et répétitives, n'est pas adapté à la recherche par le VAS.

Les principales pathologies sont identifiées comme celles déclenchant le VAS pour au moins un programme.

Résultats de la Phase 2

Sont donc retenus pour la phase 2 de recherche :
- les stimulations mono fréquentielles
- les stimulations continues NORD ou SUD
- une puissance unique de 5 Gauss

et de nouveaux programmes sont enregistrés dans l'appareil (programme 1, programme 2, programme 3 en stimulation mono fréquentielles, programme 4 et programme 5 en stimulation continues).

Le protocole de recherche est identique à la Phase 1, c'est-à-dire que la stimulation est déclenchée et maintenue par l'appui sur la pédale, et le praticien note et apprécie la réaction VAS par la prise du pouls.

Pour chaque patient, le praticien teste les 5 programmes, et apprécie immédiatement pour chacun la réaction VAS selon la notation – pour absent, +, ++, +++ selon la puissance de cette réaction.

La fiche de saisie est simplifiée (annexe 2).

100 patients sont inclus dans cette phase de recherche.

Les pathologies principales sont regroupées en 11 classes différentes notées de A à K :
- A = Douleurs de la face
- B = Douleurs autres que ORL-Face
- C = Allergie
- D = Sinusite –Rhinopharyngite
- E = Asthénie – Dépression
- F = Problèmes articulaires
- G = Problèmes digestifs
- H = Problèmes de colonne vertébrale
- I = Anxiété
- J = Problèmes d'occlusion dentaire
- K = Problèmes nerveux

Pour chaque patient sont donc relevées les données suivantes :

- Date de la visite
- Sexe
- Date de naissance
- Commémoratifs et notes
- L'appartenance à une ou plusieurs des 11 classes de pathologies
- La réaction VAS à chacun des 5 programmes

L'échantillon comporte 100 patients dont 58 femmes, 34 hommes et 8 données manquantes, et l'âge moyen est de 54 ans.

Il n'a pas été noté de différences significatives entre les hommes et les femmes.

Sont étudiés :

- Le nombre de programme par patient
- Pour chaque classe de pathologies
  - Le nombre de patient
  - Le nombre de programmes conduisant à une réaction VAS
  - La qualification de la réponse VAS (de 0 pour absent à 4 pour très puissante) à chaque programme
- Le nombre d'association de programmes pour chaque classe de pathologies (par exemple, le nombre de fois où les programmes 1 et 3, ou les programmes 2 et 4 donneront une réaction VAS), pour chaque patient pour lequel plusieurs programmes ont donné une réaction VAS.

Exemple de tableau d'analyse des données

Programme		1	2	3	4	5			
A	Douleurs face							47	
Programme		1	2	3	4	5			
nb 0		36	32	24	28	20	nb prog 0		1
nb 1		4	8	12	11	11	nb prog 1		13
nb 2		3	4	9	4	9	nb prog 2		20
nb 3		4	3	2	3	6	nb prog 3		10
nb 4		0	0	0	1	1	nb prog 4		3
		47	47	47	47	47	nb prog 5		0
nb patient		11	15	23	19	27			

Tableau 2

La ligne Programme indique le programme étudié (de 1 à 5).

A est la classe correspondant aux douleurs de la face, avec en fin de ligne le nombre de patients concernés.

Ensuite, pour chacun des programmes, la ligne « nb 0 » indique le nombre de patients sans réaction VAS pour le programme donné, la ligne « nb 1 », le nombre de patient avec une faible réaction VAS (notée + par le praticien), et ainsi de suite.

Sur la droite du tableau, « nb prog 0 » indique le nombre de patient pour lequel aucun programme n'a déclenché de VAS, « nb prog 2 » le nombre de patients pour lesquels 2 programmes ont déclenché le VAS, « nb prog 5 » le nombre de patients pour lesquels les 5 programmes ont déclenché le VAS.

La dernière ligne reprend le nombre de patients ayant réagi au programme mentionné en haut de la colonne (sont retirés les patients présentant la pathologie, mais n'ayant pas réagi à ce programme).

Résultats

a) Tableau croisé donnant le nombre de patients ayant présenté une réaction VAS nulle (0) ou notée de 1 (+) à 4 (++++), en fonction du programme

prog/nb de +	0	1	2	3	4	
1	65	12	4	18	1	100
2	66	16	9	9	0	100
3	51	25	18	5	1	100
4	67	22	7	3	1	100
5	45	19	14	18	4	100

Tableau 3

Ainsi, par exemple, 18 patients ont présenté une réaction VAS ++ (2) au programme 3

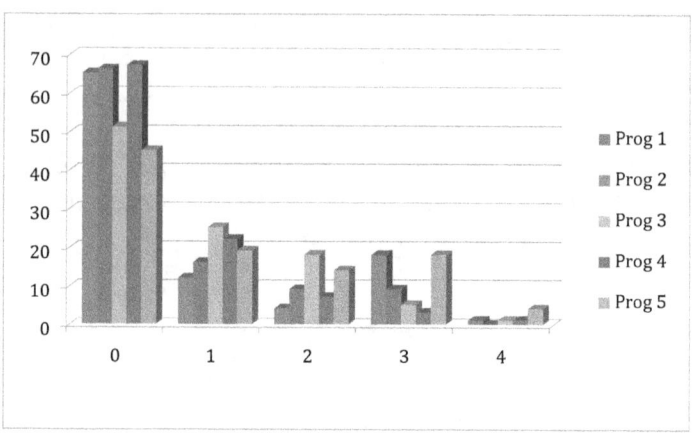

Figure 3

b) Nombre de programmes par patient

Nombre de prog/patient					
0	1	2	3	4	5
1	24	47	24	4	0

Tableau 4

Le tableau 4 donne le nombre de patients répondant à 0, 1, ..., 5 programmes.

1 programme		2 programmes		3 programmes	

Nbr de patients	progr.	nbre de patients	progr.	nbre de patients	progr.
6	1	11	1 et 2	6	1 et 2 et 3
4	2	4	1 et 3	0	1 et 2 et 4
7	3	1	1 et 4	1	1 et 2 et 5
1	4	1	1 et 5	0	1 et 3 et 4
6	5	1	2 et 3	0	1 et 3 et 5
24		1	2 et 4	1	1 et 4 et 5
		3	2 et 5	1	2 et 3 et 4
		1	3 et 4	1	2 et 3 et 5
		14	3 et 5	1	2 et 4 et 5
		10	4 et 5	13	3 et 4 et 5

Tableau 5

Le tableau 5 indique le nombre de patients ayant répondu à 1, 2 ou 3 programmes, et pour ceux ayant répondu à plusieurs programmes, le nombre de patients par association de programmes.

Ainsi, par exemple, 7 patients ont répondu au programme 3 seulement, 14 patients aux programmes 3 et 5, et 6 patients aux programmes 1, 2 et 3.

c) Nombre de patients par programme

Prog	1	2	3	4	5
Nb patients	35	34	49	33	55

Tableau 6

d) Nombre de patients par programme et par classe de pathologie

	A	B	C	D	E	F	G	H	I	J	K		%
prog 1	11	5	9	3	1	8	10	9	8	5	7	76	16
prog 2	15	6	8	5	1	6	7	6	9	6	8	77	16
prog 3	23	6	15	9	4	6	11	9	6	10	19	118	24
prog 4	19	7	8	5	3	7	8	4	2	7	12	82	17
prog 5	27	8	17	9	5	8	15	9	8	9	19	134	28
nombre	95	32	57	31	14	35	51	37	33	37	65	487	
% /classe	20	7	12	6	3	7	10	8	7	8	13		

Tableau 7

Chaque cellule indique le nombre de patient présentant la pathologie de la classe en haut de la colonne et ayant réagi au programme noté en début de ligne.

Les dernières colonnes à droite représentent le nombre de patient ayant réagi au programme inscrit en début de ligne, toutes pathologies confondues, et en dernier le pourcentage sur le total de données recueillies (487). Ce nombre est largement au-dessus de l'effectif de patients (100) car un même patient peut présenter plusieurs pathologies (et donc appartenir à plusieurs classes de pathologies) et répondre à plusieurs programmes.

Les deux dernières lignes du tableau indiquent les nombres de patients et leur % sur le total des données, par classe de pathologies

A partir de ces données, les 3 classes de pathologies et 3 programmes de traitement utilisés en phase 3 de l'étude sont construits.

Résultats de la Phase 3

Les 3 classes de pathologies sont :

- *Classe 1* : Douleurs de la face (sous-classe 11), autres douleurs (sous-classe 12), allergies sous-classe 13), sinusites et rhinopharyngites (sous-classe 14)
- *Classe 2* : Problèmes digestifs (21), vertébraux (22) et articulaires (23)
- *Classe 3* : Asthénie (31), dépression (32), problèmes d'occlusion dentaire (33) ou nerveux(34)

83

Les trois programmes de traitement sont enregistrés dans l'appareil.

A chaque classe est affectée un traitement :

- Classe 1 = traitement 1
- Classe 2 = traitement 2
- Classe 3 = traitement 3

Le temps de traitement peut être de 7 ou 14 minutes (2 traitements successifs de 7 minutes sans interruption autre que l'appui sur la pédale pour initier un nouveau cycle).

La visite initiale est notée S1.

3 visites de suivi sont programmées, notées S2, S3 et S4.

Lorsque le résultat est excellent, les visites suivantes non réalisés sont considérées comme conservant cette amélioration maximale.

260 patients ont été intégrés dans cette phase 3.

Il y a 65 hommes et 195 femmes, soit 25% d'hommes et 75% de femmes.

L'âge moyen est de 60 ans, avec un écart type de 12, comparable pour les hommes et les femmes.

a) Répartition des pathologies (nombre de patients)

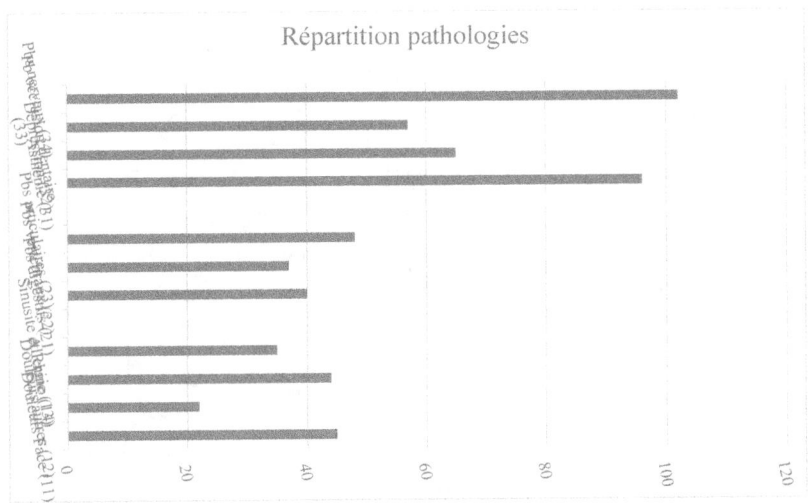

Figure 4

b) Le temps moyen entre chaque séance est de 52 jours.

Temps moyens (jours)	S1-S2	S1-S3	S1-S4	S2-S3	S3-S4
T1	51	98	156	50	56
T2	52	107	161	55	56
T3	52	95	157	45	56
Global	52	99	158	49	58

Tableau 8

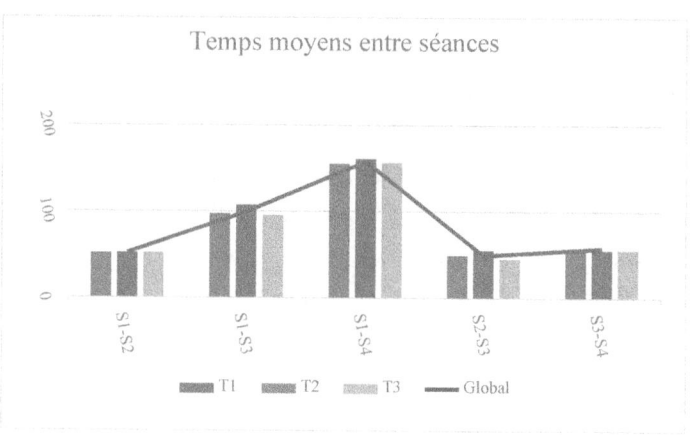

Figure 5

c) L'évolution moyenne est progressive, mais constante et générale.

Evolution moyenne	S1-S2	S1-S3	S1-S4
T1	1,41	1,96	2,51
T2	1,21	1,73	2,33
T3	1,56	2,04	2,55
Global	1,43	1,94	2,48

Tableau 9

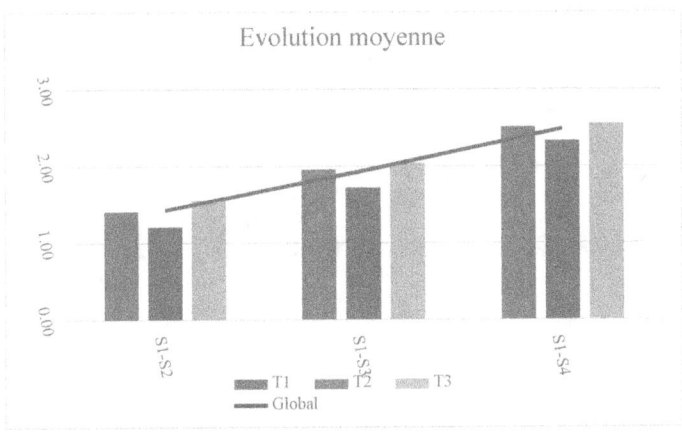

Figure 6

d) Il n'y a pas de différences selon le sexe

En abscisse est indiquée la qualification de l'amélioration (nombre de cas d'amélioration, nulle (0), légère (1), notable (2) ou excellente (3).

Chaque colonne correspond à un intervalle entre séances, S1-S2 pour l'intervalle entre la séance initiale et la première visite de suivi, S1-S3 pour l'intervalle entre la séance initiale et la seconde visite de suivi, et S1-S4 pour l'intervalle entre la séance initiale et la dernière visite.

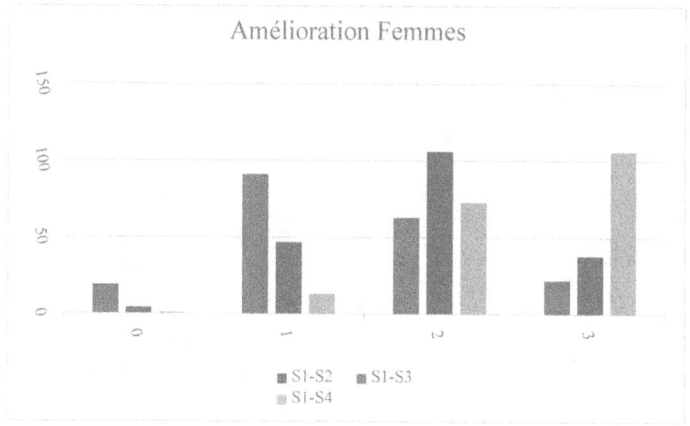

Figure 7

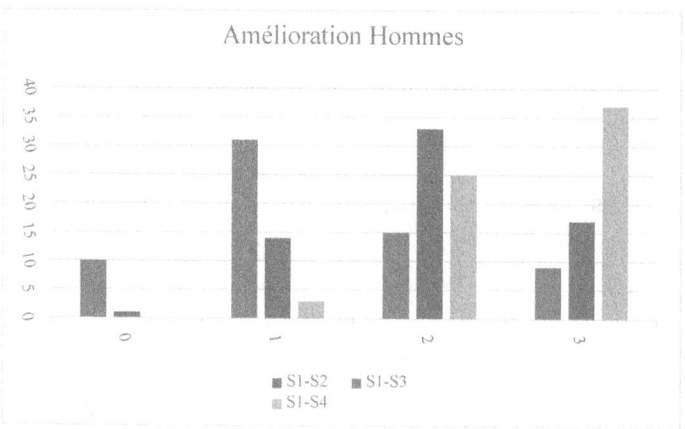

Figure 8

e) Amélioration selon le programme de traitement. Représentation en % des 260 cas inclus.

Amélioration entre la séance initiale S1 et la première visite de suivi S2 (52 jours)

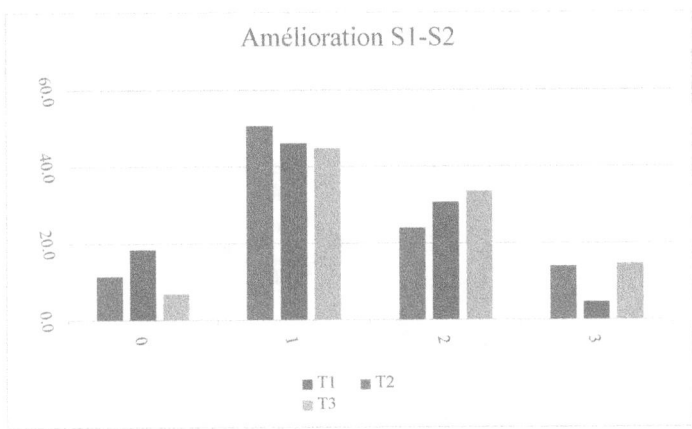

Figure 9

On note une évolution comparable pour les trois traitements (T1, T2 et T3), et une amélioration majoritaire plutôt faible, mais significative.

Cependant, le cumul des améliorations notables et excellentes est comparable aux améliorations légères, et, sauf pour le traitement 2 où le nombre d'améliorations « excellente » est inférieur au nombre d'absence d'amélioration, le nombre de cas améliorés est toujours supérieur au nombre de cas sans amélioration, dès la première séance.

Amélioration entre la séance initiale S1 et la seconde visite de suivi S3 (99 jours)

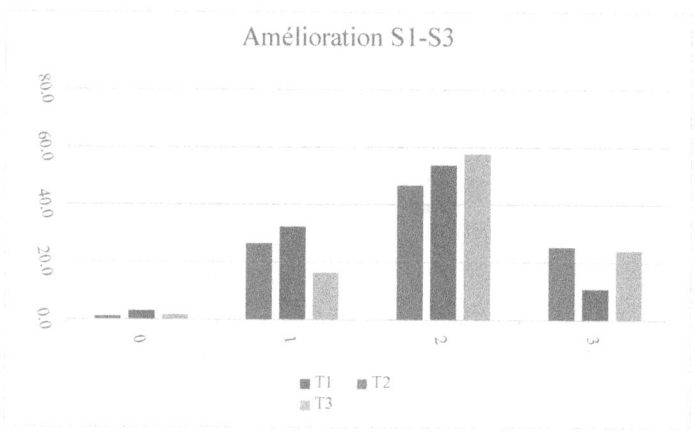

Figure 10

L'amélioration est désormais « notable » pour la majorité des patients, et le nombre de cas sans amélioration est pratiquement nul.

Amélioration entre la séance initiale S1 et la troisième visite de suivi S4 (158 jours)

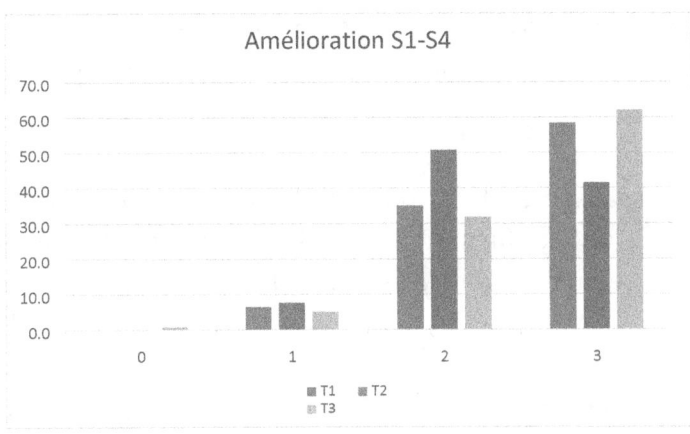

Figure 11

L'amélioration est alors partagée entre « notable » (2) et « excellente » (3), les patients ayant bénéficié de cette amélioration « excellente » étant désormais majoritaires, sauf pour le traitement 2.

Les patients sans amélioration sont inexistants, et les patients avec seulement une amélioration « légère » sont en dessous du seuil de 10%.

Discussion

Cette étude est une étude qualitative, dont l'objectif premier était d'isoler, parmi quelques modes de stimulation magnétique, une corrélation entre pathologies et stimulation, en utilisant cet outil diagnostic très performant quand il est maîtrisé, mais encore trop méconnu qu'est l'appréciation du VAS ou Signal de Nogier.

Elle a été réalisée en trois phases, deux phases diagnostiques et une phase de confirmation par les résultats cliniques d'un traitement selon des modalités issues des deux premières phases.

La première phase, sur un très petit échantillon de 17 patients, a permis de préparer la seconde phase en définissant les critères à rechercher, et en permettant d'éliminer un programme non compatible avec la méthode d'examen (programme à variation de fréquences multiples).

La seconde a permis, comme c'était son objectif et sur 100 patients, de rapporter les pathologies observées chez les patients à différentes stimulations magnétiques, afin de créer des groupes plus homogènes pour envisager un traitement « standardisé ».

De cette phase 2, on a pu déduire quels modes de stimulations seraient les plus adaptés à telles pathologies.

Enfin, la phase 3, intégrant 260 patients, et avec une application systématique (c'est à dire sans analyse préalable du VAS) du traitement programmé multi-fréquentiel, lors de 4 séances au maximum et séparées de 50 jours en moyenne, d'évaluer sur plus de 5 mois l'évolution de la pathologie principale.

Les résultats d'amélioration obtenus montrent une amélioration « notable » ou « excellente » pour tous les patients, progressive dans le temps, mais présente dès la première séance.

Ces résultats encourageants nous donnent également les bases nécessaires (statistiques en particulier) pour envisager une étude comparative, en double aveugle sur un échantillon de patients randomisés, pour une comparaison effective avec un lot témoin qui fait défaut ici.

Les phases 1 et 2 confirment, outre l'intérêt de la prise du VAS, que toutes les stimulations ne sont pas identiques.

La phase 3 permet d'envisager un traitement complémentaire de certaines pathologies en cabinet, avec un appareil préréglé.

Les principaux biais de cette étude sont la sélection des patients (non randomisée), une population de patients non représentative de la population générale, puisque particulière au Dr Vulliez, et une évaluation estimée par l'opérateur de l'amélioration clinique en phase 3.

Conclusion

Toutes les fréquences de stimulation magnétique n'ont pas été testées, et cette étude qualitative souffre d'un biais de sélection des patients.

A la différence de la pratique classique de l'auriculomédecine, qui travaille sur des points ou des zones réduites de l'oreille, selon une cartographie somatotopique précise, dans cette étude, l'ensemble des pavillons auriculaires est soumis à la stimulation magnétique pulsée.

Si le mode d'action de cette stimulation reste encore en partie méconnu, n'oublions pas que le système limbique est situé juste derrière l'oreille et donc dans le champ d'action...

Malgré ses limites méthodologiques, cette étude peut servir de base à d'autres travaux sur la stimulation magnétique pulsée, en particulier des études comparatives avec lots témoins.

Cette étude semble cependant confirmer l'intérêt d'une stimulation magnétique pulsée en région auriculaire, appliquée de façon bilatérale, et selon des modalités fréquentielles choisies en fonction de la pathologie principale du patient.

Bibliographie

1. *Armani Jean,* Traitement indolore des caries du coller, et traitement des parandontopathies par des champs magnétiques polarisés – Revue auriculoMédecine N°22 – 1982 ; 33-34 [article in French]

2. *Bagnato GL, Miceli G, Marino N, Sciortino D, Bagnato GF* Pulsed electromagnetic fields in knee osteoarthritis: a double blind, placebo-controlled, randomized clinical trial. Rheumatology (Oxford). 2016 Apr;55(4):755-62. doi: 10.1093/rheumatology/kev426

3. *Capone F, Dileone M et al.,* Does exposure to extremely low frequency magnetic fields produce functional changes in human brain? J Neural Transm (Vienna). 2009 Mar;116(3):257-65. doi: 10.1007/s00702-009-0184-2

4. *Horvath JC, Mathews J, Demitrack MA, Pascual-Leone A.* The NeuroStar TMS device: conducting the FDA approved protocol for treatment of depression. J Vis Exp. 2010 Nov 12;(45). pii: 2345. doi: 10.3791/2345

5. *Kevin D'Ostilio, Stefan M. Goetz et al.,* Effect of coil orientation on strength–duration time constant and I-wave activation with controllable pulse parameter transcranial magnetic stimulation Clinical Neurophysiology 2016 127:675-683. Doi: 10.1016/j.clinph.2015.05.017

6. *Li F, Lei T, Xie K* Effects of extremely low frequency pulsed magnetic fields on diabetic nephropathy in streptozotocin-treated rats. Biomed Eng Online. 2016 Jan 19;15:8. doi: 10.1186/s12938-015-0121-6

7. *Khooshideh M, Latifi Rostami SS, Sheikh M, Ghorbani Yekta B, Shahriari A* Pulsed Electro Magnetic Fields for Postsurgical Pain Management in Women Undergoing Caesarian Section,

a Double-blind Randomized Placebo-controlled Trial. Clin J Pain. 2016 Mar 25 doi:10.1097/AJP.0000000000000376

8. *Li F, Yuan Y, Guo Y, Liu N, Jing D, Wang H, Guo W.* Pulsed magnetic field accelerate proliferation and migration of cardiac microvascular endothelial cells. Bioelectromagnetics. 2015 Jan;36(1):1-9. doi: 10.1002/bem.21875

9. *Liu L et al.* Pulsed magnetic field promotes proliferation and neurotrophic genes expression in Schwann cells in vitro. Int J Clin Exp Pathol. 2015 Mar 1;8(3):2343-53

10. *Maestú C, Blanco M* Reduction of pain thresholds in fibromyalgia after very low-intensity magnetic stimulation: a double-blinded, randomized placebo-controlled clinical trial. Pain Res Manag. 2013 Nov-Dec;18(6):e101-6

11. *Mert T, Gisi G, Celik A, Baran F, Uremis MM, Gunay I* Frequency-dependent effects of sequenced pulsed magnetic field on experimental diabetic neuropathy. Int J Radiat Biol. 2015;91(10):833-42. doi: 10.3109/09553002.2015.1068460

12. *Nogier Paul,* Action des champs magnétiques - Revue AuriculoMédecine N°3-1976 ; 25-27 [article in French]

13. *Nogier Paul,* Un nouveau traitement de la spasmophilie - Revue AuriculoMédecine N° 2-1976 ; 31-37 [article in French]

14. *Nogier Paul,* Qu'est-ce qu'un champ polarisé ? Principe et applications à la correction des réseaux - Revue AuriculoMédecine N°15-1979 ; 11-12 [article in French]

15. *Nogier Paul,* Utilisation des champs magnétiques au niveau du pavillon de l'oreille - Revue AuriculoMédecine N°10-1978 ;7-9 [article in French]

16. *Paffi A, Camera F, Lucano E, Apollonio F, Liberti M* Time resolved dosimetry of human brain exposed to low frequency pulsed magnetic fields. Phys Med Biol. 2016 Jun 21;61(12):4452-65. doi: 10.1088/0031-9155/61/12/4452

17.   *Rouxeville Yves,* Thermométrie et champs magnétiques polarisés – Revue auriculoMédecine N°25 -1984 ; 41-50 [article in French]

18.   *Santini M.,* incidence d'un champ magnétique tournant sur le développement tumoral--Revue AuriculoMédecine N°19-1980 ; 10-17 [article in French]

19.   *Sykes M, Makowiecki K, Rodger J* Long term delivery of pulsed magnetic fields does not alter visual discrimination learning or dendritic spine density in the mouse CA1 pyramidal or dentate gyrus neurons. Version 2. F1000Res. 2013 Sep 9 [revised 2013 Dec 4];2:180. doi: 10.12688/f1000research.2-180.v2

20.   *Rodger J, Mo C, Wilks T, Dunlop SA, Sherrard RM* Transcranial pulsed magnetic field stimulation facilitates reorganization of abnormal neural circuits and corrects behavioral deficits without disrupting normal connectivity. FASEB J. 2012 Apr;26(4):1593-606. doi: 10.1096/fj.11-194878

21.   *Vadalà et al.* Mechanisms and therapeutic applications of electromagnetic therapy in Parkinson's disease. Behav Brain Funct (2015) 11:26 doi:10.1186/s12993-015-0070-z

22.   *van Belkum SM, Bosker FJ, Kortekaas R, Beersma DG, Schoevers RA* Treatment of depression with low-strength transcranial pulsed electromagnetic fields: A mechanistic point of view. Prog Neuropsychopharmacol Biol Psychiatry. 2016 Jul 21;71:137-143. doi: 10.1016/j.pnpbp.2016.07.006

Annexes

- Fiches de saisie pour les Phases 1, 2 et 3

Fiche de saisie Phase 1

Date : ..../...../ 201..   Patient (nom prénom) :
....

Commémoratifs : **difficultés à ouvrir la bouche depuis quelques jours** ....

Diagnostic : ATM (ouverture buccale en mm :**28**)   Anxiété Total Hamilton :.... Autre :...

Notes :..
....
....
....
....
....
....

Rappel : le VAS doit être recherché pendant 30s pour chaque niveau de chaque programme

Notation VAS : si absent - ; si présent : +, ++ ou +++ selon la puissance du VAS

Ajouter R dans la case si apparition du VAS tardive

	Niveau				
	1	2	3	4	5
Prog. 1	-	-	-	-	-
Prog. 2	-	-	++	++	+
Prog. 3	-	-	-	-	-
Prog. 4	-	+	-	-	-
Prog. 5	-	+ R	+++ R	++ R	++ R

En cas de traitement, cercler le traitement choisi : Prog. 1 2 3 4 5
Niveau 1 2 3 4 5

ATM Ouverture buccale fin de séance en mm : 40

Anxiété Total Hamilton post traitement: ....

Date : ..../...../ 201..   Patient (nom prénom) :
....

Commémoratifs :...
....

Diagnostic : ATM (ouverture buccale en mm :......)   Anxiété Total
Hamilton :.... Autre :..

Notes :...

....

....

Rappel : le VAS doit être recherché pendant 30s pour chaque niveau de chaque programme

Notation VAS : si absent **-** ; si présent : **+, ++** ou **+++** selon la puissance du VAS

Ajouter R dans la case si apparition du VAS tardive

	Niveau				
	1	**2**	**3**	**4**	**5**
Prog. 1					
Prog. 2					
Prog. 3					
Prog. 4					
Prog. 5					

En cas de traitement, cercler le traitement choisi : Prog. 1 2 3 4 5 Niveau 1 2 3 4 5

ATM Ouverture buccale fin de séance en mm : .....

Anxiété Total Hamilton post traitement: ....

Fiche de saisie Phase 2

Date : ..../...../ 201..   Patient (nom prénom) :

....

Commémoratifs :..

....

....

....

Diagnostic : ATM (ouverture buccale en mm :......)   Anxiété Total Hamilton :.... Autre :..

Notes :..

....

....

Rappel : le RAC doit être recherché immédiatement pour chaque programme

Notation RAC : si absent : **-** ; si présent : **+, ++** ou **+++** selon la puissance du RAC

	Programme				
	1	2	3	4	5
RAC					

Date : ..../...../ 201..   Patient (nom prénom) :

....

Commémoratifs :...

....

....

Diagnostic : ATM (ouverture buccale en mm :......)   Anxiété Total
Hamilton :.... Autre :...

Notes :...

....

....

Rappel : le RAC doit être recherché immédiatement   pour chaque programme

Notation RAC : si absent : **-** ; si présent : **+, ++** ou **+++** selon la puissance du RAC

	Programme				
	1	2	3	4	5
RAC					

<u>Fiche de saisie Phase 3</u>

Date : ..../...../ 201..   Patient (nom prénom) :

....

Commémoratifs :...

....

....

....

Diagnostic : ATM (ouverture buccale en mm :......)   Anxiété Total
Hamilton :.... Autre :..

Notes :...

....

....

....

Choix du programme	1	2	3
Pathologie principale	□ Douleurs Face □ Douleurs autres □ Allergies □ Sinusites et Rhino	□ Problèmes digestifs □ Problèmes vertébraux □ Problèmes articulaires	□ Asthénie □ Dépression □ Pb occlusion dentaire □ Problèmes nerveux
Temps de traitement	□ 7 mn □ 14mn □ autre :....	□ 7 mn □ 14mn □ autre :....	□ 7 mn □ 14mn □ autre :....

Visite de suivi   Date :..../...../201..

Amélioration de la pathologie principale (cercler l'estimation) :   -
0   +   ++   +++

Seconde séance : □ NON   □ OUI   Identique   Autre : ....

□ 7 mn   □ 14mn   □ autre :....

Notes :

....

....

....

....

....

Visite de suivi   Date :..../...../201..

Amélioration de la pathologie principale (cercler l'estimation) :   -
0   +   ++   +++

Troisième séance : □ NON□ OUI   Identique   Autre : ....

□ 7 mn   □ 14mn   □ autre :....

Notes :

....

....

....

....

....

....

....

....

Visite de suivi   Date :..../...../201..

Amélioration de la pathologie principale (cercler l'estimation) :   -
0   +   ++   +++

Quatrième séance : □ NON   □ OUI   Identique   Autre : ....

□ 7 mn   □ 14mn   □ autre :....

Notes :

....

....

....

....

....

....

....

Points d'auriculothérapie, nature et traitement

Raphaël Nogier

Président du GLEM

Introduction

Depuis quelques années, le GLEM propose un week-end d'enseignement entièrement consacré au point d'auriculothérapie. Cela souligne combien nous attachons une grande importance à ce sujet. Il est, en effet, impossible de pratiquer une auriculothérapie efficace si l'on ne comprend pas la nature des points d'oreille.

Ce sujet est d'autant plus important qu'il peut sans doute nous amener à comprendre certains effets de l'auriculothérapie.

Histoire des points d'oreille

1951 Paul Nogier commence à travailler sur les propriétés réflexes de l'oreille. Il constate rapidement trois phénomènes qui constituent des lois de l'auriculothérapie :

1) une douleur périphérique du corps crée une douleur localisée d'un point d'oreille à la pression.
2) une stimulation par le chaud d'une partie du corps crée sur l'oreille des troubles sensitifs ponctuels au chaud ou au froid
3) une stimulation par le froid d'une partie du corps crée sur l'oreille des troubles sensitifs ponctuels au chaud ou au froid.

Utilisant ces lois, il découvre les représentations du système locomoteur et met au point sa première cartographie auriculaire publiée en 1956.

1963 : Niboyet publie une thèse de sciences dans laquelle il prouve que les points d'acupuncture ont un comportement électrique particulier et qu'ils ont, par rapport aux autres points du corps, une moindre résistance électrique cutanée (REC). Découverte capitale qui permet de placer l'acupuncture parmi les sciences médicales objectives.
Suite à cette découverte, Paul Nogier utilise le procédé de Niboyet pour explorer les points d'oreille et s'aperçoit que sur l'oreille existent aussi des points de moindre REC facilement détectables par des appareils électroniques. Paul Nogier pense alors que la recherche des points douloureux, subjective, peut être remplacée par la recherche objective des points de moindre REC. En aucun cas, il dissocie détection mécanique et détection électrique.

1970 : Lors du congrès de Besançon, Paul Nogier apporte une précision capitale concernant ses recherches sur les localisations viscérales de la conque : «Seules les lésions viscérales inflammatoires et douloureuses créent un point douloureux sur l'oreille.»
Cela sous-entend que les pathologies fonctionnelles viscérales non inflammatoires, non douloureuses ne sont pas détectables par la recherche de points douloureux dans la conque.

1977 : Lors de la publication du livre «Introduction pratique à l'auriculothérapie» Paul Nogier précise sa pensée (page 41) :
«On distingue deux sortes de points :
1) les points d'organe dont l'action est très localisée
2) les points maîtres dont la correspondance avec la somatotopie est moins nette. Action plus générale. Interviennent sur une partie de l'organisme ou une fonction.
Paul Nogier ne précise pas si les deux sortes de points doivent être repérés de manière particulière et n'associe pas tel type de point avec tel type de détection.

1984 : L'équipe de Montpellier sous la plume d'Odile Auziech publie un travail sur l'histologie des points de moindre REC. Dans un premier temps, les points sont recherchés chez le lapin sur le corps et sur l'oreille à l'aide d'un détecteur électronique puis sont marqués par une injection d'encre de Chine, enfin étudiés au microscope optique après biopsie. L'équipe met en évidence une structure histologique particulière qu'ils baptisent : Complexe Neuro-Vasculaire (CNV).

Le CNV est composé d'une artériole, d'une veinule, d'un nerf et d'un lymphatique, tous ces éléments étant très rapprochés les uns des autres. Claudie Terral a montré par la suite que le CNV, élément actif, produisait de l'énergie.

Depuis les travaux, d'Odile Auziech, tous les auriculothérapeutes ont pensé que le point d'auriculothérapie était un complexe neuro-vasculaire. Mais, il faut souligner que personne n'a jamais étudié la structure histologique des points douloureux.

1993 : Raphaël Nogier, au Congrès international de Hamm, différencie les points douloureux et les points de moindre REC. Il associe les points douloureux aux points d'organe et les points de moindre REC aux points de fonction.

2012 : Lors du VIIè symposium international d'auriculothérapie à Lyon, Raphaël Nogier publie une étude personnelle sur la sensibilité douloureuse des points de moindre REC chez 24 patients. Sur 207 points de moindre REC étudiés sur le tragus, le lobule et la conque, 54% ne sont pas douloureux à la pression, 22% créent une légère douleur, seuls 3% créent un signe de la grimace. Cette étude confirme qu'un point de moindre REC est rarement douloureux.

Que penser aujourd'hui de la nature des points d'oreille ?

Il semble exister sur l'oreille deux types de points fondamentalement différents :

1) *Des points douloureux* à la pression dont l'existence est sous-tendue par le système cérébro-spinal. Ce sont des points qui se révèlent lorsqu'il existe une stimulation noci-ceptive dans une partie

quelconque du corps. Ce sont des points factuels, opportunistes qui n'ont rien à voir avec les CNV. Ils ont été très bien décrits par Jean Bossy qui a montré que leur existence est basée sur un phénomène de convergence. L'oreille et le faisceau spino-thalamique qui recueille toutes les informations sensorielles et sensitives de l'organisme sont tous les deux reliés à la formation réticulée du tronc cérébral. Il suffit de stimuler une partie du corps en créant une douleur pour faire apparaître immédiatement sur l'oreille un point douloureux à la pression. En quelque sorte, les points douloureux sont des *points lésionnels.*

2) *Des points de moindre REC* qui ne dépendent pas du système cérébro-spinal puisque la majorité d'entre eux ne sont pas douloureux. Ils seraient en relation étroite avec le système neuro-végétatif. Ces CNV interviendraient dans la thermorégulation étagée de l'organisme alors que l'hypothalamus, lui, régule la température globale de l'organisme. On sait, par les expériences de Michel Marignan notamment, que lorsqu'on fait varier la température d'une partie de l'organisme, on crée sur l'oreille des modifications thermiques paradoxales.
Le pavillon auriculaire serait donc impliqué dans la régulation thermique fine de l'organisme, c'est pourquoi seuls les homéothermes possèdent des pavillons.
Les points de moindre REC apparaissent sur l'oreille quand l'organe qui leur correspondant change de température. Or la température est la conséquence du travail lui même dépendant de la fonction. Les points de moindre REC seraient donc des *points fonctionnels.*

	Points réflexes	Points CNV
Détection:	douleur	électricité
Traitement:	Aiguille, ASP, cautérisation, massage	lumière infra rouge, lumière colorée, fréquences aiguilles
Indication:	douleur	désordres fonctionnels
Action:	immédiate	retardée (après qq. jours)

Implications

En auriculothérapie, nous allons traiter les douleurs par les points auriculaires douloureux et toutes les pathologies non douloureuses par des points de moindre REC: troubles psychiatriques, troubles infectieux, troubles immunitaires, allergiques, troubles de posture etc...
Les points douloureux seront traités par des massages, aiguilles, cautérisations alors que les points de moindre REC seront traités en première intention par des photons, des fréquences.

Conclusion

Qui n'a pas observé chez ses malades des réactions disparates suite à un traitement auriculaire. Certains malades réagissent en quelques minutes, d'autres après quelques jours. Cela s'explique aisément

111

lorsqu'on connait la nature des points. Les points lésionnels entraînent une réponse rapide lorsqu'ils sont stimulés alors que les points fonctionnels donnent des réactions tardives, plusieurs jours en général.

Bibliographie

AUZIECH Odile : « Étude histologique des points cutanés de moindre résistance électrique et analyse de leurs implications possibles dans la mise en jeu des mécanismes acupuncturaux. Sauramps Médical 1984.

BOSSY Jean : « Bases neurologiques des réflexothérapies. » Masson 1971.

BOURDIOL René : Éléments d'auriculothérapie. Éditions Maisonneuve. 1981.

MARIGNAN Michel : 20 ans de recherche au GLEM. Actes d'Alba sous la direction d'Yves Rouxeville. Sauramps Médical 2003

NIBOYET J.E.H : « La moindre résistance à l'électricité de surfaces punctiformes et des trajets cutanés concordant avec les points et les méridiens, bases de l'acupuncture ». Thèse science 1963.

NOGIER Paul : « Le pavillon de l'oreille. Zones et points réflexogènes » Février 1956. Bulletin de la société d'acupuncture- n° 20. 1956.

NOGIER Paul : « Nouveaux aperçus concernant les points réflexes portés sur le pavillon de l'oreille». Bulletin de la société d'acupuncture n°25-1957.

NOGIER Paul : Le traité d'auriculothérapie. Éditions Maisonneuve. 1969.

Nogier Paul : «Les projections viscérales de la conque» page 65 à 85. VIIè journées d'acupuncture d'auriculothérapie et de médecine manuelle. 15 au 20 septembre 1970 GLEM

NOGIER Paul : « L'auriculothérapie ». Lyon-Méditerranée Médical Tome VII n° 14 septembre 1971.

NOGIER Paul : Introduction pratique à l'auriculothérapie. Maisonneuve. 1977.

NOGIER Paul en collaboration avec Raphaël Nogier : L'homme dans l'oreille. Éditions Maisonneuve. 1979.

NOGIER Raphaël : Comment Paul Nogier a-t-il établi les cartes auriculaires ? Acupuncture et Moxibustion. Janvier-Mars 2016.

RABISCHONG Pierre : Préface du livre Traité d'auriculothérapie de P. Nogier. Éditions Maisonneuve. 1969.

ROUXEVILLE Yves : Les clés de l'auriculothérapie. Satas 2015.

SENELAR R, AUZIECH O. Histopathologie du point d'acupuncture. In: EMN editor. Encyclopédie des Médecines Naturelles, Acupuncture et médecine traditionnelle chinoise. Paris: EMN; 1989. p.1-16.

TERRAL Claudie : Douleur et Acupuncture. Sauramps Médical 2009.

Puntos de Auriculoterapia, naturaleza y tratamiento (spanish)

Raphaël Nogier Presidente de GLEM

Traducción autorizada : Mauricio Vargas (Francés – Español)

Introducción

En los últimos años, el GLEM ofrece un fin de semana de enseñanza totalmente dedicada al punto de auriculoterapia. Esto subraya cuánto concedemos gran importancia a este tema. De hecho, es imposible practicar una auriculoterapia eficaz si no se comprende la naturaleza de los puntos auriculares.

Este tema es aún más importante ya que indudablemente nos puede llevar a comprender algunos efectos de la auriculoterapia.

Historia de los puntos de la oreja

1951 Paul Nogier comienza a trabajar en las propiedades reflejas de la oreja. Rápidamente nota tres fenómenos que constituyen las leyes de la auriculoterapia:

1) Un dolor periférico del cuerpo genera un dolor localizado en la oreja a la presión.

2) Una estimulación por calor de una parte del cuerpo genera en la oreja trastornos sensitivos sensibles al calor o al frío.

3) Una estimulación por frío de una parte del cuerpo genera en la oreja trastornos sensitivos puntuales al calor o al frío. (1) (14)

Usando estas leyes, descubrió las representaciones del sistema locomotor y desarrolló su primera cartografía auricular publicada en 1956. (2) (3)

1963: Niboyet publica una tesis de ciencias en la cual demuestra que los puntos de acupuntura tienen un comportamiento eléctrico particular y que tienen, en comparación con los otros puntos del cuerpo, una menor resistencia eléctrica cutánea. Descubrimiento de capital importancia que coloca la acupuntura entre las ciencias médicas objetivas. (4)

Después de este descubrimiento, Paul Nogier utiliza el método de Niboyet para explorar los puntos de la oreja y se da cuenta de que en la oreja también hay puntos de menor resistencia eléctrica (REC, fácilmente detectables por dispositivos electrónicos. Paul Nogier piensa que la búsqueda de puntos de dolor subjetivos puede ser reemplazada por la búsqueda objetiva de puntos de menor REC. En ningún caso, disocia la detección mecánica y la detección eléctrica. (1) (5)

1970: Durante el congreso de Besançon, Paul Nogier aporta una precisión capital en relación con su investigación sobre las localizaciones viscerales de la concha: "Solo las lesiones viscerales inflamatorias y dolorosas crean un punto doloroso en la oreja".

Esto implica que las patologías funcionales viscerales no inflamatorias y no dolorosas no son detectables mediante la búsqueda de puntos de dolor en la concha. (6)

1977: cuando se publica el libro "Introducción práctica a la auriculoterapia", Paul Nogier explica sus pensamientos (página 41):

"Hay dos tipos de puntos:

1) los puntos del órgano cuya acción está más localizada

2) puntos maestros cuya correspondencia con la somatotopía es menos clara. Acción más general. Interviene sobre una parte del organismo o una función. (5)

Paul Nogier no especifica si los dos tipos de puntos deben identificarse de una manera particular y no asocia tal tipo de punto con tal tipo de detección.

1984: El equipo de Montpellier bajo la pluma de Odile Auziech publica un trabajo sobre la histología de los puntos de menor REC. Al principio, los puntos se buscan en el conejo en el cuerpo y en la oreja con la ayuda de un detector electrónico, luego se marcan con una inyección de tinta china, finalmente se estudian bajo un microscopio óptico después de una biopsia. El equipo resalta una estructura histológica particular que ellos llaman: complejo neurovascular (CNV). (7) (8)

La CNV se compone de una arteriola, una vénula, un nervio y un sistema linfático, todos muy cercanos entre sí. Más tarde, Claudie Terral demostró que el CNV, elemento activo, producía energía. (9)

Desde el trabajo de Odile Auziech, muchos auriculoterapeutas han pensado que el punto de la auriculoterapia se resumía en el complejo neurovascular (16). A partir de ahí, no diferenciaron entre los puntos de dolor y los puntos de menor REC. Sin embargo, debe enfatizarse que nadie ha estudiado nunca la estructura histológica de los puntos dolorosos.

1993: Raphaël Nogier, en el Congreso Internacional de Hamm, diferencia los puntos de dolor y los puntos de menor REC. Asocia los puntos de dolor con los puntos de órgano y los puntos de menor REC con los puntos de función.

2012: en el 7° Simposio internacional de auriculoterapia en Lyon, Raphaël Nogier publica un estudio personal sobre la sensibilidad al dolor de los puntos de REC en 24 pacientes. De 207 puntos de REC mínima estudiados en el tragus, el lóbulo y la concha, el 54% no son dolorosos a la presión, el 22% crea un dolor leve, solo el 3% crea un signo de la mueca. Este estudio confirma que un punto de menos REC rara vez es doloroso. (10)

¿Qué pensar hoy sobre la naturaleza de los puntos auditivos?

Parece que existen en la oreja dos tipos de puntos fundamentalmente diferentes (11):

1) puntos dolorosos a la presión, cuya existencia se basa en el sistema cerebro-espinal. Estos son puntos que se revelan cuando hay una estimulación noci-ceptiva en cualquier parte del cuerpo. Estos son puntos factuales y oportunistas que no tienen nada que ver con los CNV. Fueron muy bien descritos por Jean Bossy quien demostró que su existencia se basa en un fenómeno de convergencia (12) (15). La oreja y la fascia espinotalámica, que recolecta todas las informaciones sensoriales y sensitivas del organismo, están conectadas a la formación reticular del tronco

encefálico. La experiencia ha demostrado que la estimulación dolorosa de una parte del cuerpo hace aparecer inmediatamente en la oreja un punto doloroso a la presión. En cierto modo, los puntos de dolor son puntos lesionales.

2) Los puntos de menor REC no dependen del sistema cerebroespinal ya que la mayoría de ellos no son dolorosos. Estarían en estrecha relación directa con el sistema neurovegetativo. Estas CNV intervienen en la termorregulación por etapas del organismo mientras que el hipotálamo regula la temperatura global del cuerpo.

Se sabe por los experimentos de Michel Marignan en particular que cuando se varía la temperatura de una parte del cuerpo, se crean cambios térmicos paradójicos en la oreja (13).

Por lo tanto, el pabellón auricular estaría involucrado en la regulación térmica fina del organismo, esta es sin duda la razón por la que algunos homeotermos tienen pabellones. Los puntos de mínimo REC aparecen en la oreja cuando el órgano que les corresponde cambia de temperatura. Ahora bien, que la temperatura es la consecuencia del trabajo que en sí mismo depende de la función. Los puntos de menor REC serían, por lo tanto, puntos funcionales.

	Points réflexes	Points CNV
Détection:	douleur	électricité
Traitement:	Aiguille, ASP, cautérisation, massage	lumière infra rouge, lumière colorée, fréquences aiguilles
Indication:	douleur	désordres fonctionnels
Action:	immédiate	retardée (après qq. jours)

Implicaciones

En auriculoterapia, trataremos el dolor con puntos dolorosos del oído y todas las patologías no dolorosas por puntos de menor REC: trastornos psiquiátricos, trastornos infecciosos, trastornos del sistema inmune, alergias, trastornos de la postura, etc. ...

Los puntos de dolor serán tratados por masajes, agujas, cauterizaciones mientras que los puntos de menor REC serán tratados en primera intención por fotones, frecuencias.

Conclusión

Quienes no observaron en sus pacientes reacciones dispares después del tratamiento auricular?. Algunos pacientes reaccionan en minutos, otros después de unos días. Esto se explica fácilmente cuando conoces la naturaleza de los puntos. Los puntos lesionales entrañan una respuesta rápida cuando son estimulados mientras que los puntos funcionales dan reacciones tardías, varios días en general.

Bibliografía

1) NOGIER Paul : Le traité d'auriculothérapie. Éditions Maisonneuve. 1969.
2) NOGIER Paul : « Le pavillon de l'oreille . Zones et points réflexogènes »Février 1956. Bulletin de la société d'acupuncture- n° 20. 1956.
3) NOGIER Paul : « Nouveaux aperçus concernant les points réflexes portés sur le pavillon de l'oreille». Bulletin de la société d'acupuncture n°25-1957.
4) NIBOYET J.E.H : « La moindre résistance à l'électricité de surfaces punctiformes et des trajets cutanés concordant avec les points et les méridiens, bases de l'acupuncture ». Thèse science 1963.
5) NOGIER Paul : Introduction pratique à l'auriculothérapie. Maisonneuve. 1977.
NOGIER Paul en collaboration avec Raphaël Nogier : L'homme dans l'oreille. Éditions Maisonneuve. 1979.
6) NOGIER Paul : «Les projections viscérales de la conque» page 65 à 85. VIIè journées d'acupuncture d'auriculothérapie et de médecine manuelle. 15 au 20 septembre 1970 GLEM.
7) SENELAR R, AUZIECH O. Histopathologie du point d'acupuncture. In: EMN editor. Encyclopédie des Médecines Naturelles, Acupuncture et médecine traditionnelle chinoise. Paris: EMN; 1989. p.1-16.
8) AUZIECH Odile : « Étude histologique des points cutanés de moindre résistance électrique et analyse de leurs implications possibles dans la mise en jeu des mécanismes acupuncturaux. Sauramps Médical 1984.
9) TERRAL Claudie : Douleur et Acupuncture. Sauramps Médical 2009.

10) NOGIER Raphaël : Les points électriquement détectables sont-ils toujours douloureux. VIIè Symposium International d'Auriculothérapie Lyon 2012.

11) NOGIER Raphaël La santé par l'oreille. Editions Mango 2018.

12) BOSSY Jean : « Bases neurologiques des réflexothérapies. »Masson 1971.

(13) MARIGNAN Michel : 20 ans de recherche au GLEM. Actes d'Alba sous la direction d'Yves Rouxeville. Sauramps Médical 2003.

14) NOGIER Raphaël : Comment Paul Nogier a-t-il établi les cartes auriculaires ? Acupuncture et Moxibustion. Janvier-Mars 2016.

15) RABISCHONG Pierre : Préface du livre Traité d'auriculothérapie de P.Nogier. Éditions Maisonneuve. 1969.

16) ROUXEVILLE Yves : Les clés de l'auriculothérapie, page 30. Satas 2015.

Le refus de guérir (en avril 2018)

Jean-Luc Vigneron

Résumé : Dans cet exposé nous proposons au praticien auriculothérapeute (avec le pouls de Nogier) de reconnaître un obstacle majeur à la réussite quand il traite un patient : le « refus de guérir » renommé « contradiction interne ». Un anneau-test gris en permet le diagnostic. Un anneau-test d'adrénaline permet l'élimination de cet obstacle.

Mots-clés : Auriculothérapie – Contradictions internes – Anneau test gris – Anneau-test Adrénaline.

Tout praticien d'auriculothérapie sait – ou devrait savoir – quand il a un patient à traiter, que les difficultés peuvent se situer à 3 niveaux :

1 - La ou les pathologies du patient. C'est bien normal : il est là pour ça.

Et souvent, il a parcouru une grande distance pour venir se faire soigner par cette technique complémentaire qu'est l'auriculothérapie. Il a eu Scanner, IRM, parfois « passage aux urgences », a consulté plusieurs spécialistes : il en est toujours au même point.

2 – Les traitements que reçoit le patient qui sont parfois d'une iatrogénie intense et/ou qui entraînent une dépendance sévère.

3 – Le comportement du patient, sujet intarissable, dont un gros traité de psychologie ne viendrait pas à bout. Citons :

- son terrain, génétique ou non,

- son attitude vis à vis de la vie en général et de sa maladie en particulier,

- l'image qu'il a de lui-même,

- ses croyances bien ancrées,

- ses obstacles plus ou moins conscients à tout changement positif. Certains ont appelé cela « inversion psychologique », et pendant longtemps nous l'avons appelé « refus de guérir », pour finalement nuancer notre propos en le nommant « contradiction interne »,

- son manque de confiance, voire son hostilité vis à vis du thérapeute,

- son refus de communiquer, etc...

A l'extrême, heureusement pas si fréquemment, nous aurons plus de difficulté à traiter quelqu'un qui, au fond, désire aller de plus en plus mal, qui ne comprend pas les questions qu'on lui pose, etc...

Dans tous les cas il ne s'agit pas pour nous de porter un jugement mais de reconnaître le plus vite possible les obstacles que va interposer le patient, qui sont «inhérents à la condition humaine ».

Nous avons donc remplacé le terme de « refus de guérir » par le terme de « contradiction interne » parce que le plus souvent cette réaction n'est ni consciente ni volontaire. Nous ne savons pas au départ qu'elle est là. Cependant elle est capable d'anéantir tout l'effet positif que l'on pourrait attendre d'un traitement paraissant satisfaisant pour le praticien.

Nous pouvons donc nous trouver devant un échec thérapeutique, même pour des pathologies qui en principe répondent très bien au traitement d'auriculothérapie.

C'est bien sûr la prise du pouls telle que l'a enseignée Paul Nogier, père de l'auriculothérapie, et la perception du RAC, Réflexe Autonome Circulatoire (ou VAS pour les Anglo-saxons) qui nous permet de reconnaître ces phénomènes et de leur trouver des solutions.

Par le passé nous avons essayé de multiples techniques pour vaincre ce problème de « contradiction interne » (CI). Une chose nous paraît certaine : ce n'est pas la discussion d'emblée avec le patient sur ce qui crée la contradiction – et échouer le traitement - qui la fait disparaître !

Le test le plus fiable que nous utilisons maintenant depuis plusieurs années est l'anneau-test (AT) gris, qui est un simple anneau-test rempli par une feuille de papier Canson d'un gris moyen entre les deux plaques de polycarbonate.

Pourquoi l'anneau-test gris ?

Nous avons précédemment fait un exposé pour Icamar sur le thème des couleurs[1]. Nous avions utilisé 12 couleurs (du cercle chromatique). Elles sont complémentaires 2 par 2. Et puis il y a le blanc (associé par Paul Nogier à l'« énergie réactive ») et le noir (« énergie réserve »). Si nous les mélangeons nous obtenons du gris. Notre maître nous a montré et appris qu'il fallait « tester » les couleurs avec le pouls et comprendre à quoi se rattachaient les RAC obtenus. Le gris – dans notre interprétation – correspond à une sorte de brouillage de la réponse de l'organisme en face d'un stress.

Les échecs de nos traitements peuvent être dus à diverses causes :

Pathologie non soignable avec cette technique ni parallèle ni alternative ni douce, mais complémentaire (on ne le répètera jamais assez), pathologie où le praticien n'a rien compris et souvent pas écouté, etc.

La contradiction interne en amont du refus de guérir n'est pas volontaire. Nous avons fait une corrélation, en analysant nos échecs, entre cette cause et chaque fois la réaction à l'AT gris.

---

[1] Vigneron Jean-Luc. L'auriculomédecine en vacances ; comment « assurer » avec un matériel réduit. ICAMAR n°18 (mars 2017)

Ce n'est qu'en analysant chaque point trouvé et en l'expliquant au fur et à mesure au patient, que des mécanismes plus subtils que les causes bêtement physiques (c'est l'arthrose!) se dévoilent.

Et le patient réfléchit. Et il comprend. Et les choses changent.

<u>Comment utiliser l'AT gris ?</u>

C'est très simple : chaque fois qu'il y a plusieurs RAC au contact auriculaire avec cet AT, nous sommes en présence de ce blocage problématique. Il s'agit seulement du contact, les réactions à l'approche sans contact ayant une autre signification.

Mais les choses se compliquent par le fait que cette réaction n'apparaît pas toujours d'emblée.

Nous avons tenté une classification :

<u>A - Les CI primaires (CI)</u> :

Si au démarrage de l'examen du patient, ce test effectué juste après avoir étalonné le signal du pouls, crée des RAC au contact auriculaire, nous savons tout de suite que nous avons cet obstacle majeur.

<u>B - Les CI partielles (CIP)</u> :

Dans certains cas, alors que nous n'avons pas eu une CI, et qu'au cours du traitement du patient nous obtenons une amélioration de son état, une partie « résiste » : cela correspond à la réaction (plus ou moins inconsciente) du patient qui dans son for intérieur est convaincu qu'il ne peut pas guérir car il y a de bonnes raisons pour cela et qu'elles ne partiront pas. Par exemple la charge d'un proche, boulet permanent pour le patient, peut être reliée au blocage sévère d'une articulation : épaule, cheville... Le sentiment d'impuissance pour aider quelqu'un, la conviction de sa propre culpabilité dans des situations négatives, sont d'autres exemples.

Le « bénéfice secondaire » de la maladie (= arrêt de travail !) en est un autre.

C - Les CI secondaires (CIS) :

Elles peuvent être rapprochées des précédentes : parfois au cours du traitement du patient, tout se déroule bien, et puis tout d'un coup le patient ressent par exemple une forte aggravation d'une zone douloureuse alors que rien dans le traitement ne paraît le justifier, ou bien l'examinateur ne retrouve plus rien de cohérent sur l'oreille du patient... Dans ce cas il faut bien penser à tester l'AT gris, qui provoque alors des RAC au contact de l'oreille.

Cela signifie que l'examinateur est entré dans une zone que le patient ne veut pas montrer... Ce qui en soi est le signe qu'il est sur la bonne piste. Dans ce cas il faut, si possible, l'expliquer alors au patient (qui sinon interprèterait le phénomène comme une mauvaise manœuvre du praticien...).

D - Les CI cachées (CIC) :

L'AT gris au contact de l'oreille ne provoque heureusement pas toujours des RAC.

Une réaction cachée peut être mise en évidence très simplement : il suffit d'éclairer la peau du sujet, par exemple avec une petite lampe frontale à LED posée sur la peau de l'avant-bras, et de tester l'AT gris au contact auriculaire. Dans ce cas nous laissons en place la stimulation lumineuse tant que ce problème n'est pas réglé.

Une autre technique consiste à utiliser deux filins de nylon dont une extrémité est reliée à un même terminal tandis que l'autre a chacune son terminal, donc un filin à trois terminaux. Le terminal qui réunit les deux est posé soit sur TIAN TU (22 VC) soit sur la zone qui pose un problème, tandis que les deux autres terminaux sont placés l'un sur le front gauche et l'autre sur le front droit : si nous testons l'AT gris, nous avons parfois la surprise de percevoir des RAC au contact auriculaire : c'est donc pour cela que cette zone résiste à tout traitement !

Une autre technique consiste à utiliser ce que nous appelons « filin à deux terminaux ». Paul Nogier nous avait montré le filin à deux terminaux : Corde de nylon dont chaque extrémité ébarbée est insérée dans un anneau-test entre deux plaques de polycarbonate. Elle sert à relier deux zones du corps, cette nouvelle connexion « externe » pouvant nous aider à trouver sur l'oreille les points correcteurs.[2]

Ici nous voulons relier une zone du corps (la zone qui souffre, ou un point de croisement comme le 22 VC) avec d'une part le front gauche et d'autre part le front droit, chacun étant la vitrine de l'hémisphère correspondant. Donc 1 terminal reçoit les extrémités de 2 filins, qui se terminent eux-mêmes dans 1 terminal : c'est une structure en V.

Dans ces conditions si nous testons l'AT gris, nous avons parfois la surprise de percevoir des RAC au contact auriculaire : c'est donc pour cela que cette zone résiste à tout traitement ! Dans ce cas le fait de proposer l'information à la fois au cerveau gauche et au cerveau droit démasque le stress de cette confrontation.

E - La liste proposée n'est pas limitative… !

Comment corriger ?

Nous avons par le passé utilisé diverses techniques pour vaincre l'obstacle pour trouver une technique très simple et très fiable :

Dans tous les cas ou nous avons des réactions au contact auriculaire de l'AT gris : CI, CIP, CIS, CIC, etc., il nous a été permis de découvrir que dans tous ces cas l'organisme réagit par un grand nombre de RAC au contact d'un AT d'adrénaline non pas avec le pavillon auriculaire mais avec la ligne frontale des commissures : dans ces cas il n'y a aucun RAC à la pose d'un AT de noradrénaline ou d'adrénaline sur le

---

[2] Technique élaborée par Paul Nogier à partir de 1985.

front gauche ni d'un AT d'acétylcholine sur le front droit d'un droitier : les RAC sont bien provoqués par la pose de l'AT d'adrénaline, et lui seul, sur la zone commissurale.

Dans ces conditions, nous laissons en place l'AT d'adrénaline sur le milieu du front : il n'y a alors plus de RAC au contact auriculaire avec l'AT gris et nous pouvons poursuivre nos investigations et traitements avec des perspectives de réussite.

Séquençage du traitement :

- a – Etalonnage du RAC avec les 2 polaroïds croisés sur la ligne médiane du corps, classiquement. Il existe d'autres tests, ce qui sort de notre propos.

- b – AT gris contre l'oreille : pas de RAC, nous passons à la suite.

S'il y a des RAC, pose de l'AT d'adrénaline sur la ligne commissurale frontale, que nous laissons pendant toute la durée de l'examen.

- c – Chaque point trouvé est analysé et traité (nous ne vous ferons pas l'injure de vous expliquer comment, d'autant que chacun a ses techniques personnelles).

Cependant certains points vont appeler des commentaires : en particulier ces points que Paul Nogier avait appelés des MCR, Micro-Cerveaux-Relais qui à eux seuls mériteraient un exposé.

La séquence des points veut dire quelque chose : Si nous trouvons par exemple la zone qui correspond à une douleur bien précise du patient, suivie d'un point sur la ligne des sons puis d'un point du foie, que nous analysons avec les fréquences du Laser. Il est permis de dire au patient qu'on évoque une pathologie dans le domaine affectif (ou professionnel) et qu'en médecine chinoise le foie est associé à la colère. Et le plus souvent le patient vous répond : « Mais vous avez tout à fait raison ! ». Quelquefois des larmes apparaissent...

129

- d – quand nous ne trouvons plus de point : nous enlevons l'AT d'adrénaline et constatons que l'AT gris ne provoque plus de RAC au contact auriculaire. Nous revérifions qu'il n'y a pas d'autres points. Nous demandons au patient comment il se sent. Perçoit-il une différence dans son état ? Le plus souvent la réponse est positive.

A la lumière de cette découverte, comment comprendre la signification de la réaction auriculaire, spontanée ou non, à l'AT gris ?

Dans tous les cas la réaction à l'AT d'adrénaline, uniquement à la pose sur la ligne commissurale frontale, dénonce un blocage central, et ni la noradrénaline sur le front gauche du droitier (ou le front droit du gaucher), ni l'acétylcholine sur le front opposé ne provoquent des RAC : ce n'est pas un trouble de la latéralité, c'est plutôt une désactivation du système. Ce blocage est à relier à une « sidération » de l'organisme par le stress :

- bien sûr dans le cas de méfiance plus ou moins manifeste de la part du patient (par exemple, le patient qui en veut terriblement à son conjoint et qui n'a accepté de venir que pour lui confirmer que rien ne va changer).

- mais aussi quand il estime au fond de lui qu'il ne peut pas guérir, et qu'on ne peut rien pour lui, d'autant plus qu'il est « déjà allé partout »,

- quand ce qu'il montre et raconte ne correspond qu'à une façade qu'il propose aux autres, médecin compris.

Terminons sur une note optimiste : dans la plupart des cas l'utilisation de l'AT gris puis de l'AT d'adrénaline nous permet d'accéder au problème et de traiter en profondeur les patients.

Vidéo Les champs péridermiques

André Lentz

La v idéo est visble sur
http://www.icamar.org/icamar10/spip.php?article1426

Après inscription gratuite sur le site .

Elle fait une présentation théorique et pratique sur l'existences des champs péridermiques utilisés en auriculomédecine.

Revue de littérature

Nouveaux Livres

Livre V de Icamar

Le Livre V de ICAMAR est paru

Il reprend les publications du site pour les numéros 13-14-15

Il est disponible chez lulu.com avec le lien ci-dessous
245 pages - Prix 35 €

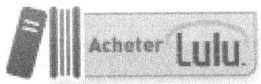

La santé par l'oreille

Comprendre et utiliser l'auriculothérapie

Écrit par le Dr Raphaël Nogier (éd. Mango)

Ce nouveau livre écrit par Raphaël Nogier arrive à point nommé. Ouvrage de synthèse bénéficiant de l'expérience exceptionnelle de l'auteur, servi par une écriture réfléchie et fluide, il intéressera autant le néophyte que le praticien chevronné.

Il est bon de rappeler que l'auriculothérapie a été découverte il y a deux générations par Paul Nogier. La réflexothérapie auriculaire a été développée par son créateur sur des bases d'observations, d'empirisme et de médecine expérimentale.

Rédigé de manière didactique, cet ouvrage offre une vision à la fois large et précise. De plus, il est accompagné de savoureuses anecdotes et de multiples conseils.

Connu comme un talentueux conférencier, Raphaël nous offre une agréable présentation qui donne envie de se mettre à pratiquer. Si nous n'avons pas le même style, cela n'a aucune espèce d'importance. En effet, l'auriculothérapie peut être présentée de diverses façons, selon l'expérience, le vécu et la sensibilité de chaque auteur.

De possibles divergences sur des cas mineurs ne peuvent me permettre d'entacher mon jugement. Je salue respectueusement cet ouvrage de qualité que je recommande.

Yves Rouxeville

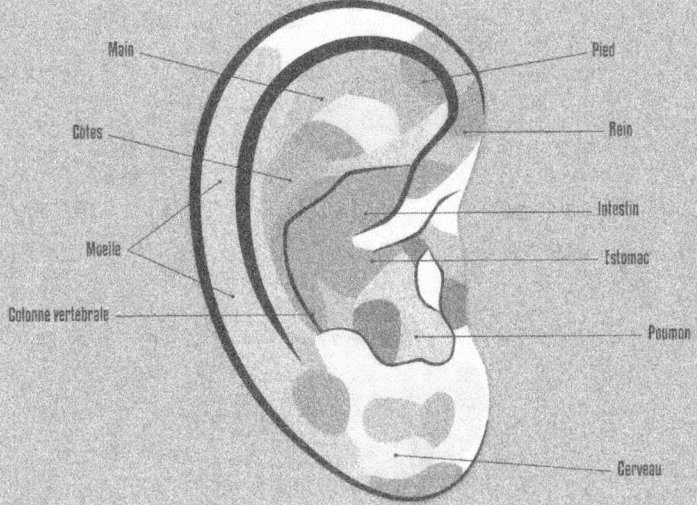

Docteur Raphael Nogier

LA SANTÉ PAR L'OREILLE

Main — Pied
Côtes — Rein
— Intestin
Moelle — Estomac
Colonne vertébrale — Poumon
— Cerveau

COMPRENDRE ET UTILISER L'AURICULOTHÉRAPIE

MANGO

LA SANTÉ PAR L'OREILLE

Découvrez tous les bienfaits de l'auriculothérapie.

Reconnue par l'Organisation mondiale de la santé, l'auriculothérapie est une méthode permettant de soulager les maux du quotidien grâce à des points de pression sur l'oreille.

En effet, chaque point du pavillon de l'oreille est en correspondance avec une partie spécifique du corps. En utilisant les propriétés réflexes auriculaires, il est ainsi possible d'être en meilleure santé durablement, de façon efficace et peu onéreuse.

L'auteur, après avoir travaillé plusieurs années avec son père Paul Nogier, à qui l'on doit la découverte de l'auriculothérapie, vous livre tout ce qu'il faut savoir sur cette méthode passionnante et les clés pour l'utiliser chez soi très simplement.

Maux de ventre, troubles du sommeil, migraines : apprenez à vous soigner en toute sécurité pour un bien-être quotidien décuplé.

Bénéficiez d'une guérison douce et naturelle !

Médecin diplômé de la faculté de médecine, **Raphaël Nogier**, auteur d'une dizaine d'ouvrages traduits en plusieurs langues, pratique l'auriculothérapie dans son cabinet depuis plus de trente ans, tout en animant des conférences et des séminaires sur l'auriculothérapie dans le monde entier.

MANGO
www.mangoeditions.com

MDS : 63695

9 782317 013072

14,95 € TTC

Bibliographie de Octobre 2017 à Avril 2018

samedi 28 avril 2018

- [Special penetration needling for refractory peripheral facial paralysis].
Related Articles [Special penetration needling for refractory peripheral facial paralysis]. Zhongguo Zhen Jiu. 2018 Mar 12;38(3):269-72 Authors: Cao R, Qiu X, Xie X Abstract OBJECTIVE: To observe the clinical effect difference between special penetration needling and conventional (...)

vendredi 27 avril 2018

- [Clinical observation on idiopathic tinnitus treated with acupuncture, buzhong yiqi tang and cizhu wan].
Related Articles [Clinical observation on idiopathic tinnitus treated with acupuncture, buzhong yiqi tang and cizhu wan]. Zhongguo Zhen Jiu. 2018 Apr 12;38(4):369-73 Authors: Chen S, Tan X, Fei L, Xiang X Abstract OBJECTIVE: To observe the differences in the clinical therapeutic effects on (...)

- [ZHANG Ren's experience in the treatment of cortical blindness with acupuncture: report of medical cases].
Related Articles [ZHANG Ren's experience in the treatment of cortical blindness with acupuncture: report of medical cases]. Zhongguo Zhen Jiu. 2018 Apr 12;38(4):421-4 Authors: Zhang J, Yang W, Liu J Abstract ZHANG Ren's experience is introduced in the treatment of cortical blindness with (...)

- [Clinical observation on idiopathic tinnitus treated with acupuncture, buzhong yiqi tang and cizhu wan].
Related Articles [Clinical observation on idiopathic tinnitus treated with acupuncture, buzhong yiqi tang and cizhu wan]. Zhongguo Zhen Jiu. 2018 Apr 12;38(4):369-73 Authors: Chen

S, Tan X, Fei L, Xiang X Abstract OBJECTIVE: To observe the differences in the clinical therapeutic effects on (...)

- Tinnitus.
Related Articles Tinnitus. BMJ Clin Evid. 2014 Oct 20;2014: Authors: Savage J, Waddell A Abstract INTRODUCTION: Up to 18% of people in industrialised societies are mildly affected by chronic tinnitus, and 0.5% report tinnitus having a severe effect on their daily life. Tinnitus can be (...)

mardi 24 avril 2018
- Electric Stimulation of Ear Reduces the Effect of Toll-Like Receptor 4 Signaling Pathway on Kainic Acid-Induced Epileptic Seizures in Rats.
Related Articles Electric Stimulation of Ear Reduces the Effect of Toll-Like Receptor 4 Signaling Pathway on Kainic Acid-Induced Epileptic Seizures in Rats. Biomed Res Int. 2018;2018:5407256 Authors: Liao ET, Lin YW, Huang CP, Tang NY, Hsieh CL Abstract Epilepsy is a common clinical (...)

dimanche 8 avril 2018

- Twenty Children, Six Teachers, Two Sets of Eyes, a Dog, and a Transformation.
Twenty Children, Six Teachers, Two Sets of Eyes, a Dog, and a Transformation. Am J Med. 2018 Apr 04;: Authors: Federman DG PMID: 29626431 [PubMed - as supplied by publisher]

jeudi 29 mars 2018
-

Building Capacity for Complementary and Integrative Medicine Through a Large, Cross-Agency, Acupuncture Training Program: Lessons Learned from a Military Health System and Veterans Health Administration Joint Initiative Project.

Building Capacity for Complementary and Integrative Medicine Through a Large, Cross-Agency, Acupuncture Training Program: Lessons Learned from a Military Health System and Veterans Health Administration Joint Initiative Project. Mil Med. 2018 Mar 26;: Authors: Niemtzow R, Baxter J, Gallagher (...)

mardi 27 mars 2018

- Auricular acupuncture for spinal cord injury related neuropathic pain: a pilot controlled clinical trial.
  Related Articles Auricular acupuncture for spinal cord injury related neuropathic pain: a pilot controlled clinical trial. J Spinal Cord Med. 2017 Jul;40(4):432-438 Authors: Estores I, Chen K, Jackson B, Lao L, Gorman PH Abstract OBJECTIVE: To obtain preliminary data on the effects of an (...)

samedi 24 mars 2018

- Muscular diagnostics and the feasibility of microsystem acupuncture as a potential adjunct in the treatment of painful temporomandibular disorders: results of a retrospective cohort study.
  Muscular diagnostics and the feasibility of microsystem acupuncture as a potential adjunct in the treatment of painful temporomandibular disorders: results of a retrospective cohort study. Acupunct Med. 2018 Mar 22;: Authors: Simma I, Simma L, Fleckenstein J Abstract AIMS: To investigate the (...)

jeudi 22 mars 2018

-
  Comparison of Balloon Dilation and Laser Eustachian Tuboplasty in Patients with Eustachian Tube Dysfunction: A Meta-analysis.

Comparison of Balloon Dilation and Laser Eustachian Tuboplasty in Patients with Eustachian Tube Dysfunction: A Meta-analysis. Otolaryngol Head Neck Surg. 2018 Feb 01;:194599817753609 Authors: Wang TC, Lin CD, Shih TC, Chung HK, Wang CY, Tsou YA, Huang CH, Tsai MH Abstract Objective We aimed (...)

mercredi 21 mars 2018

- [Implementation of auricular acupuncture by the NADA protocol in geriatric patients suffering from major depression : A mixed methods feasibility study].
Related Articles [Implementation of auricular acupuncture by the NADA protocol in geriatric patients suffering from major depression : A mixed methods feasibility study]. Z Gerontol Geriatr. 2017 Jun;50(4):316-324 Authors: Geib J, Rieger MA, Joos S, Eschweiler GW, Metzger FG Abstract (...)

mardi 20 mars 2018

- Battlefield acupuncture to treat low back pain in the emergency department.
Related Articles Battlefield acupuncture to treat low back pain in the emergency department. Am J Emerg Med. 2018 Feb 27;: Authors: Fox LM, Murakami M, Danesh H, Manini AF Abstract INTRODUCTION: Battlefield acupuncture (BFA) is an ear acupuncture protocol used by the military for immediate (...)

vendredi 16 mars 2018

- Gender Differences in Laser Acupuncture-Results of a Crossover Study with Green and Yellow Laser at the Ear Point Shenmen.
Gender Differences in Laser Acupuncture-Results of a Crossover Study with Green and Yellow Laser at the Ear Point Shenmen. Medicines (Basel). 2018 Mar 15;5(1): Authors: Litscher D, Wang J, Litscher G, Li G, Bosch P, van den Noort

M, Wang L Abstract Background: One of the most commonly used (...)

mercredi 7 mars 2018
- The Effect of Auricular and Systemic Acupuncture on the Electromyographic Activity of the Trapezius Muscle with Trigger Points-A Pilot Study.
  Related Articles The Effect of Auricular and Systemic Acupuncture on the Electromyographic Activity of the Trapezius Muscle with Trigger Points-A Pilot Study. J Acupunct Meridian Stud. 2018 Feb;11(1):18-24 Authors: Silva de Camargo P, Lima CR, de Andrade E Rezende ML, Silva Santos AT, (...)

mercredi 28 février 2018
- The Effect of Auricular and Systemic Acupuncture on the Electromyographic Activity of the Trapezius Muscle with Trigger Points-A Pilot Study.
  Related Articles The Effect of Auricular and Systemic Acupuncture on the Electromyographic Activity of the Trapezius Muscle with Trigger Points-A Pilot Study. J Acupunct Meridian Stud. 2018 Feb;11(1):18-24 Authors: Silva de Camargo P, Lima CR, de Andrade E Rezende ML, Silva Santos AT, (...)

vendredi 23 février 2018
- Increasing Access to Auricular Acupuncture for Postoperative Nausea and Vomiting.
  Related Articles Increasing Access to Auricular Acupuncture for Postoperative Nausea and Vomiting. J Perianesth Nurs. 2017 Apr;32(2):96-105 Authors: Moore CB, Hickey AH Abstract PURPOSE: Postoperative nausea and vomiting (PONV) affects more than 30% of surgical patients. Auricular (...)

mercredi 21 février 2018
  Treating Depression with Transcutaneous Auricular Vagus Nerve Stimulation: State of the Art and Future Perspectives.

Related Articles Treating Depression with Transcutaneous Auricular Vagus Nerve Stimulation: State of the Art and Future Perspectives. Front Psychiatry. 2018;9:20 Authors: Kong J, Fang J, Park J, Li S, Rong P Abstract Depression is a highly prevalent disorder, and its treatment is far from (...)

mercredi 14 février 2018

- Bayesian estimation in random effects meta-analysis using a non-informative prior.
  Related Articles Bayesian estimation in random effects meta-analysis using a non-informative prior. Stat Med. 2017 Jan 30;36(2):378-399 Authors: Bodnar O, Link A, Arendacká B, Possolo A, Elster C Abstract Pooling information from multiple, independent studies (meta-analysis) adds great value (...)

mardi 13 février 2018

- Auricular Acupressure in the Prevention of Postoperative Nausea and Emesis A Randomized Controlled Trial.
  Related Articles Auricular Acupressure in the Prevention of Postoperative Nausea and Emesis A Randomized Controlled Trial. Bull Hosp Jt Dis (2013). 2017 Apr;75(2):114-118 Authors: Feng C, Popovic J, Kline R, Kim J, Matos R, Lee S, Bosco J Abstract INTRODUCTION: Successful antiemesis (...)

jeudi 8 février 2018

- NADA Protocol for Behavioral Health. Putting Tools in the Hands of Behavioral Health Providers: The Case for Auricular Detoxification Specialists.
  NADA Protocol for Behavioral Health. Putting Tools in the Hands of Behavioral Health Providers: The Case for Auricular Detoxification Specialists. Medicines (Basel). 2018 Feb 07;5(1): Authors: Stuyt EB, Voyles CA, Bursac S Abstract Background: The National Acupuncture Detoxification (...)

Auricular Acupuncture and Skin-Cancer Detection: An
Opportunity.
Auricular Acupuncture and Skin-Cancer Detection: An
Opportunity. Med Acupunct. 2018 Feb 01;30(1):39-40 Authors:
Federman DG, Holleck JL Abstract Background: Auricular
acupuncture is effective for many patients with pain. Many skin
malignancies and precancerous lesions are found on the
head (...)

- Use of Acupuncture in the United States Military Healthcare
System.
Use of Acupuncture in the United States Military Healthcare
System. Med Acupunct. 2018 Feb 01;30(1):33-38 Authors:
Madsen C, Patel A, Vaughan M, Koehlmoos T Abstract
Objectives: The Military Healthcare System (MHS) shows
increasing interest in acupuncture as an alternative to opioids
for (...)

- NADA Protocol for Behavioral Health. Putting Tools in the
Hands of Behavioral Health Providers: The Case for Auricular
Detoxification Specialists.
NADA Protocol for Behavioral Health. Putting Tools in the
Hands of Behavioral Health Providers: The Case for Auricular
Detoxification Specialists. Medicines (Basel). 2018 Feb 07;5(1):
Authors: Stuyt EB, Voyles CA, Bursac S Abstract Background:
The National Acupuncture Detoxification (...)

mercredi 7 février 2018

- Involvement of the Negative Feedback of IL-33 Signaling in the
Anti-Inflammatory Effect of Electro-acupuncture on Allergic
Contact Dermatitis via Targeting MicroRNA-155 in Mast Cells.
Involvement of the Negative Feedback of IL-33 Signaling in the
Anti-Inflammatory Effect of Electro-acupuncture on Allergic
Contact Dermatitis via Targeting MicroRNA-155 in Mast Cells.
Inflammation. 2018 Feb 05;: Authors: Wang Z, Yi T, Long M,
Ding F, Ouyang L, Chen Z Abstract In this study, (...)

mardi 6 février 2018

- Effects of Auricular Acupressure on Constipation in Patients With Breast Cancer Receiving Chemotherapy: A Randomized Control Trial.
Related Articles Effects of Auricular Acupressure on Constipation in Patients With Breast Cancer Receiving Chemotherapy: A Randomized Control Trial. West J Nurs Res. 2018 Jan;40(1):67-83 Authors: Shin J, Park H Abstract The purpose was to examine the effects of auricular acupressure to (...)

vendredi 2 février 2018

- A Case of Shingles Following Auricular Acupuncture.
Related Articles A Case of Shingles Following Auricular Acupuncture. J Am Board Fam Med. 2017 Jul-Aug;30(4):552-555 Authors: Kewish SA Abstract This is a case report of an occurrence of shingles (herpes zoster [HZ]) following auricular acupuncture. The patient developed acute reactivation (...)

jeudi 25 janvier 2018

- Auricular Neuromodulation: The Emerging Concept beyond the Stimulation of Vagus and Trigeminal Nerves.
Related Articles Auricular Neuromodulation: The Emerging Concept beyond the Stimulation of Vagus and Trigeminal Nerves. Medicines (Basel). 2018 Jan 21;5(1): Authors: Mercante B, Deriu F, Rangon CM Abstract Neuromodulation, thanks to intrinsic and extrinsic brain feedback loops, seems to be (...)

mardi 23 janvier 2018

- [Effects of heat-sensitive moxibustion on HPA axis in rats with irritable bowel syndrome].

146

[Effects of heat-sensitive moxibustion on HPA axis in rats with irritable bowel syndrome]. Zhongguo Zhen Jiu. 2017 Dec 12;37(12):1315-21 Authors: Zhang H, Xie F, Gong H, Huang H, Chen S, Kang M, Fu Y Abstract OBJECTIVE: To observe the effects of heat-sensitive moxibustion on corticotropin (...)

- [Clinical study of the combination of acupoint catgut-embedding therapy and auricular point pressure in the treatment of insomnia of spleen and stomach disharmony pattern].
[Clinical study of the combination of acupoint catgut-embedding therapy and auricular point pressure in the treatment of insomnia of spleen and stomach disharmony pattern]. Zhongguo Zhen Jiu. 2017 Sep 12;37(9):947-50 Authors: Zhou L, Chu X, Tao S, He T, Duan X, Song Y, Ding J, Bing X (...)

- [Effects of heat-sensitive moxibustion on HPA axis in rats with irritable bowel syndrome].
[Effects of heat-sensitive moxibustion on HPA axis in rats with irritable bowel syndrome]. Zhongguo Zhen Jiu. 2017 Dec 12;37(12):1315-21 Authors: Zhang H, Xie F, Gong H, Huang H, Chen S, Kang M, Fu Y Abstract OBJECTIVE: To observe the effects of heat-sensitive moxibustion on corticotropin (...)

vendredi 19 janvier 2018
- The Effect of Auriculotherapy on the Stress and the Outcomes of Assistant Reproductive Technologies in Infertile Women.
Related Articles The Effect of Auriculotherapy on the Stress and the Outcomes of Assistant Reproductive Technologies in Infertile Women. Iran J Nurs Midwifery Res. 2018 Jan-Feb;23(1):8-13 Authors: Saffari M, Khashavi Z, Valiani M Abstract Background: Infertility means failure to achieve (...)

jeudi 18 janvier 2018
- Auricular vagal nerve stimulation in peripheral arterial disease patients.
Related Articles Auricular vagal nerve stimulation in peripheral arterial disease patients. Vasa. 2017 Oct;46(6):462-470 Authors:

Hackl G, Prenner A, Jud P, Hafner F, Rief P, Seinost G, Pilger E, Brodmann M Abstract BACKGROUND: Auricular nerve stimulation has been proven effective in (...)

mercredi 17 janvier 2018

- Auricular vagal nerve stimulation in peripheral arterial disease patients.
  Related Articles Auricular vagal nerve stimulation in peripheral arterial disease patients. Vasa. 2017 Oct;46(6):462-470 Authors: Hackl G, Prenner A, Jud P, Hafner F, Rief P, Seinost G, Pilger E, Brodmann M Abstract BACKGROUND: Auricular nerve stimulation has been proven effective in (...)

samedi 13 janvier 2018

- [Effects of Transcutaneous Electrostimulation of Auricular Points on Behavior and Hippocampal IL-1 β and TNF-α Expression in Temporal Lobe Epilepsy Rats].
  Related Articles [Effects of Transcutaneous Electrostimulation of Auricular Points on Behavior and Hippocampal IL-1 β and TNF-α Expression in Temporal Lobe Epilepsy Rats]. Zhen Ci Yan Jiu. 2016 Aug 25;41(4):283-90 Authors: Yang HL, Qiao LN, Tan LH, Yang JJ, Chen Z, Zhang YC, Yang YS Abstract (...)

- [Rule of Clinical Application of Auricular Acupuncture Based on Data Mining].
  Related Articles [Rule of Clinical Application of Auricular Acupuncture Based on Data Mining]. Zhen Ci Yan Jiu. 2017 Feb 25;42(1):90-4 Authors: Bao N, Wang Q, Sun YH, Shi J, Li XF, Xu J, Xing HJ, Zhang XP, Zhang X, Du YZ, Li JL, Yang QQ, Feng XX, Jia CS, Wang JL Abstract OBJECTIVE: To (...)

dimanche 7 janvier 2018

- Transauricular vagus nerve stimulation at auricular acupoints Kindey (CO10), Yidan (CO11), Liver (CO12) and Shenmen (TF4) can induce auditory and limbic cortices activation measured by fMRI.

Related Articles Transauricular vagus nerve stimulation at auricular acupoints Kindey (CO10), Yidan (CO11), Liver (CO12) and Shenmen (TF4) can induce auditory and limbic cortices activation measured by fMRI. Hear Res. 2017 Dec 24;: Authors: Peng L, Mu K, Liu A, Zhou L, Gao Y, Shenoy IT, Mei (...)

samedi 6 janvier 2018

- The combination effects of body acupuncture and auricular acupressure compared to sham acupuncture for body weight control: study protocol for a randomized controlled trial. Related Articles The combination effects of body acupuncture and auricular acupressure compared to sham acupuncture for body weight control: study protocol for a randomized controlled trial. Trials. 2016 Jul 25;17(1):346 Authors: Zhong LL, Kun W, Lam TF, Zhang SP, Yang JJ, Ziea TC, Ng B, (...)

- Combined electroacupuncture and auricular acupuncture for postoperative pain after abdominal surgery for gynecological diseases: study protocol for a randomized controlled trial. Related Articles Combined electroacupuncture and auricular acupuncture for postoperative pain after abdominal surgery for gynecological diseases: study protocol for a randomized controlled trial. Trials. 2018 Jan 04;19(1):8 Authors: Lam WL, Yeung WF, Wong MK, Cheung CW, Chan KKL, Ngan HYS, (...)

mercredi 27 décembre 2017

- Sommaire du n° 19
  Sommaires des anciens numéros

samedi 23 décembre 2017

- Un cas de névralgie du trijumeau
  Un cas de névralgie du trijumeau Jean-Pierre Graziana et Yves Rouxeville Plein écran Retour au menu par la flèche retour du

navigateur Téléchargez le document en PDF en cliquant sur le bouton Retour au sommaire - Revue n° 19 (Décembre (...)

- Bonnes pratiques d'Hygiene en soins de ville
  Bonnes pratiques d'Hygiene en soins de ville Plein écran Retour au menu par la flèche retour du navigateur Téléchargez le document en PDF en cliquant sur le bouton Retour au sommaire - Revue n° 19 (Décembre 2017)

- Editorial
  Editorial Plein écran Retour au menu par la flèche retour du navigateur Téléchargez le document en PDF en cliquant sur le bouton Retour au sommaire - Revue n° 19 (Décembre 2017)

- Cotation Acupuncture Assurance-Maladie
  Cotation Acupuncture Assurance-Maladie Plein écran Retour au menu par la flèche retour du navigateur Téléchargez le document en PDF en cliquant sur le bouton Retour au sommaire - Revue n° 19 (Décembre 2017)

- AURICULO-VIGILANCE
  AURICULO-VIGILANCE Plein écran Retour au menu par la flèche retour du navigateur Téléchargez le document en PDF en cliquant sur le bouton Retour au sommaire - Revue n° 19 (Décembre 2017)

- Avis AMATA sur l'efficacite des soins
  Avis AMATA sur l'efficacite des soins Plein écran Retour au menu par la flèche retour du navigateur Téléchargez le document en PDF en cliquant sur le bouton Retour au sommaire - Revue n° 19 (Décembre 2017)

- Explication fonctionnement ICAMAR
  Plein écran Retour au menu par la flèche retour du navigateur Téléchargez le document en PDF en cliquant sur le bouton Retour au sommaire - Revue n° 19 (Décembre 2017)

vendredi 22 décembre 2017

- Sommaire du n°18

  Sommaire du n°18 Editorial Pascal Vidal Le mot du Webmaster Quelle orientation pour ICAMAR ? Yves Rouxeville Le Dr Marco Romoli (1947-2017) Yves Rouxeville Quelle signification pour le point d'auriculothérapie ? Yves Rouxeville Apports cliniques à la technique des contrôles des transferts, (...)

- Impreso para observación 2017

  Impreso para observación 2017 Plein écran Retour au menu par la flèche retour du navigateur Téléchargez le document en PDF en cliquant sur le bouton Retour au sommaire - Revue n° 19 (Décembre 2017)

- Impreso para consulta 2017

  Impreso para consulta 2017 Plein écran Retour au menu par la flèche retour du navigateur Téléchargez le document en PDF en cliquant sur le bouton Retour au sommaire - Revue n° 19 (Décembre 2017)

- Tampon Observation Portugais

  Tampon Observation Portugais Plein écran->http://www.icamar.org/icamar10/spip.php?page=pdfjs&id_document=944] Retour au menu par la flèche retour du navigateur Téléchargez le document en PDF en cliquant sur le bouton Retour au sommaire - Revue n° 19 (Décembre (...)

- Tampon Observation

  Tampon Observation Plein écran Retour au menu par la flèche retour du navigateur Téléchargez le document en PDF en cliquant sur le bouton Retour au sommaire - Revue n° 19 (Décembre 2017)

- Tampon Consultations

  Tampon Consultations Plein écran Retour au menu par la flèche retour du navigateur Téléchargez le document en PDF en

cliquant sur le bouton Retour au sommaire - Revue n° 19
(Décembre 2017)

- Tampon Consultations Portugais
  Tampon Consultations Portugais Plein écran Retour au menu par
  la flèche retour du navigateur Téléchargez le document en PDF
  en cliquant sur le bouton Retour au sommaire - Revue n° 19
  (Décembre 2017)

vendredi 15 décembre 2017

- Effect of auricular points treatment combined with acupoints
  application in patients with constipation after lung cancer
  surgery.
  Related Articles Effect of auricular points treatment combined
  with acupoints application in patients with constipation after
  lung cancer surgery. J Cancer Res Ther. 2017;13(5):844-848
  Authors: Li Y, Qi D, Gong L, Qu H, Xu B, Wen X, Li J, Xu J
  Abstract OBJECT: To assess the effect of (...)

- Acupuncture and PC6 stimulation for the prevention of
  postoperative nausea and vomiting in patients undergoing
  elective laparoscopic resection of colorectal cancer: a study
  protocol for a three-arm randomised pilot trial.
  Related Articles Acupuncture and PC6 stimulation for the
  prevention of postoperative nausea and vomiting in patients
  undergoing elective laparoscopic resection of colorectal cancer:
  a study protocol for a three-arm randomised pilot trial. BMJ
  Open. 2017 Jan 04;7(1):e013457 Authors: Kim KH, (...)

mercredi 13 décembre 2017

- Daith Piercing in a Case of Chronic Migraine: A Possible Vagal
  Modulation.
  Related Articles Daith Piercing in a Case of Chronic Migraine:
  A Possible Vagal Modulation. Front Neurol. 2017;8:624
  Authors: Cascio Rizzo A, Paolucci M, Altavilla R, Brunelli N,
  Assenza F, Altamura C, Vernieri F Abstract Daith piercing is an
  ear piercing located at the crus of the helix, (...)

152

- [Clinical observation of chronic perianal eczema treated with auricular point sticking therapy and western medication].
Related Articles [Clinical observation of chronic perianal eczema treated with auricular point sticking therapy and western medication]. Zhongguo Zhen Jiu. 2017 Jun 12;37(6):608-612 Authors: Wen Y, Li J, Long Q, Wan C, Lan X, Chen Y Abstract OBJECTIVE: To observe the differences in the (...)

- [Efficacy on visual display terminal syndrome treated with jingjin therapy of Zhuang medicine].
Related Articles [Efficacy on visual display terminal syndrome treated with jingjin therapy of Zhuang medicine]. Zhongguo Zhen Jiu. 2017 Feb 12;37(2):181-184 Authors: Zhu L, Yang J, Yang X, Qin F, Wu D, Huang G Abstract OBJECTIVE: To observe the efficacy and explore the effect mechanism on (...)

- [Study on electroacupuncture along the visual conductive pathway for ocular cell apoptosis in anterior ischemic optic neuropathy].
Related Articles [Study on electroacupuncture along the visual conductive pathway for ocular cell apoptosis in anterior ischemic optic neuropathy]. Zhongguo Zhen Jiu. 2017 Aug 12;37(8):857-862 Authors: Wang Y, Guo H, Zhao Z, Yu L, Bai P Abstract OBJECTIVE: To study the protective effect of (...)

- [Clinical experience of acupuncture and moxibustion in the diagnosis and treatment of persistent somatoform pain disorder].
Related Articles [Clinical experience of acupuncture and moxibustion in the diagnosis and treatment of persistent somatoform pain disorder]. Zhongguo Zhen Jiu. 2017 Apr 12;37(4):425-428 Authors: Sun J, Liang Y, Wang C, Shao X, Fang J Abstract The clinical manifestation and clinical (...)

[Characteristics and principles of acupoint selection in auricular plaster therapy for hypertension based on literature analysis].
Related Articles [Characteristics and principles of acupoint selection in auricular plaster therapy for hypertension based on literature analysis]. Zhongguo Zhen Jiu. 2017 Jul 12;37(7):779-783 Authors: Lu Y, Li C, Du Y, Chen A, Jin J, Zhao Q Abstract The characteristics and principles of (...)

•

[Acupuncture combined with auricular point sticking therapy for post stroke depression:a randomized controlled trial].
Related Articles [Acupuncture combined with auricular point sticking therapy for post stroke depression:a randomized controlled trial]. Zhongguo Zhen Jiu. 2017 Jun 12;37(6):581-585 Authors: Zhang L, Zhong Y, Quan S, Liu Y, Shi X, Li Z, Wang J Abstract OBJECTIVE: To observe the clinical (...)

•

[Transcutaneous vagus nerve stimulation for primary insomnia and affective disorder:a report of 35 cases].
Related Articles [Transcutaneous vagus nerve stimulation for primary insomnia and affective disorder:a report of 35 cases]. Zhongguo Zhen Jiu. 2017 Mar 12;37(3):269-273 Authors: Luo M, Qu X, Li S, Zhao J, Zhao Y, Jiao Y, Rong P Abstract OBJECTIVE: To observe and evaluate the clinical (...)

•

[Effects of acupoint catgut embedding combined with auricular point pressure on menopausal syndrome of liver-kidney deficiency type and estradiol].
Related Articles [Effects of acupoint catgut embedding combined with auricular point pressure on menopausal syndrome of liver-kidney deficiency type and estradiol]. Zhongguo Zhen Jiu. 2017 Aug 12;37(8):836-839 Authors: Jin X, Ding L, Xia D, Chen P Abstract OBJECTIVE: To observe the efficacy (...)

- [Comparative observation of the efficacy on facial spasm among different therapies].
Related Articles [Comparative observation of the efficacy on facial spasm among different therapies]. Zhongguo Zhen Jiu. 2017 Jan 12;37(1):35-38 Authors: Zhang L, Zhao L, Bai Y Abstract OBJECTIVE: To compare the differences in the clinical efficacy on facial spasm among auricular (...)

- [Clinical experience of acupuncture and moxibustion in the diagnosis and treatment of persistent somatoform pain disorder].
Related Articles [Clinical experience of acupuncture and moxibustion in the diagnosis and treatment of persistent somatoform pain disorder]. Zhongguo Zhen Jiu. 2017 Apr 12;37(4):425-428 Authors: Sun J, Liang Y, Wang C, Shao X, Fang J Abstract The clinical manifestation and clinical (...)

- [Characteristics and principles of acupoint selection in auricular plaster therapy for hypertension based on literature analysis].
Related Articles [Characteristics and principles of acupoint selection in auricular plaster therapy for hypertension based on literature analysis]. Zhongguo Zhen Jiu. 2017 Jul 12;37(7):779-783 Authors: Lu Y, Li C, Du Y, Chen A, Jin J, Zhao Q Abstract The characteristics and principles of (...)

- [Comparative observation of the efficacy on facial spasm among different therapies].
Related Articles [Comparative observation of the efficacy on facial spasm among different therapies]. Zhongguo Zhen Jiu. 2017 Jan 12;37(1):35-38 Authors: Zhang L, Zhao L, Bai Y Abstract OBJECTIVE: To compare the differences in the clinical efficacy on facial spasm among auricular (...)

- Acupuncture with or without combined auricular acupuncture for insomnia: a randomised, waitlist-controlled trial.

Related Articles Acupuncture with or without combined auricular acupuncture for insomnia: a randomised, waitlist-controlled trial. Acupunct Med. 2017 Dec 11;: Authors: Chung KF, Yeung WF, Yu BY, Leung FC, Zhang SP, Zhang ZJ, Ng RM, Yiu GC Abstract BACKGROUND: Few high-quality, large-scale, (...)

lundi 11 décembre 2017

*

Potential role for acupuncture in the treatment of food addiction and obesity.
Potential role for acupuncture in the treatment of food addiction and obesity. Acupunct Med. 2017 Dec 09;: Authors: Chen JA, Chen JA, Lee S, Mullin G Abstract Addressing the global obesity epidemic requires innovative approaches that are also acceptable to affected individuals. There is (...)

dimanche 3 décembre 2017

* Evaluation of low-level laser at auriculotherapy points to reduce postoperative pain in inferior third molar surgery: study protocol for a randomized controlled trial.
Related Articles Evaluation of low-level laser at auriculotherapy points to reduce postoperative pain in inferior third molar surgery: study protocol for a randomized controlled trial. Trials. 2016 Sep 02;17(1):432 Authors: Sampaio-Filho H, Sotto-Ramos J, Pinto EH, Cabral MR, Longo PL, (...)

mercredi 29 novembre 2017

* Transcutaneous vagus nerve stimulation modulates amygdala functional connectivity in patients with depression.
Related Articles Transcutaneous vagus nerve stimulation modulates amygdala functional connectivity in patients with depression. J Affect Disord. 2016 Nov 15;205:319-326 Authors: Liu J, Fang J, Wang Z, Rong P, Hong Y, Fan Y, Wang X, Park J, Jin Y, Liu C, Zhu B, Kong J Abstract BACKGROUND: (...)

- Efficacy and safety of auricular point acupressure treatment for gastrointestinal dysfunction after laparoscopic cholecystectomy: study protocol for a randomized controlled trial.
Related Articles Efficacy and safety of auricular point acupressure treatment for gastrointestinal dysfunction after laparoscopic cholecystectomy: study protocol for a randomized controlled trial. Trials. 2016 Jun 07;17(1):280 Authors: Tan Y, Zhao Y, He T, Ma Y, Cai W, Wang Y Abstract (...)

dimanche 26 novembre 2017

-

  43 Management of acute low back pain in the ED: a systematic review.
  43 Management of acute low back pain in the ED: a systematic review. Emerg Med J. 2017 Dec;34(12):A889 Authors: Ashbrook J, Rodgdakis N, Goodwin P, Yeowell G, Callaghan M Abstract STUDY OBJECTIVE: There is no consensus on the management of low back pain in the ED and evidence suggests that (...)

mardi 21 novembre 2017

- Complementary and alternative therapies in dentistry and characteristics of dentists who recommend them.
Complementary and alternative therapies in dentistry and characteristics of dentists who recommend them. Complement Ther Med. 2017 Dec;35:64-69 Authors: Baatsch B, Zimmer S, Rodrigues Recchia D, Büssing A Abstract OBJECTIVES: The aims of this study were to analyse whether dentists offer or (...)

vendredi 17 novembre 2017

- Importance and Contribution of Community, Social, and Healthcare Risk Factors for Hepatitis C Infection in Pakistan.
Importance and Contribution of Community, Social, and Healthcare Risk Factors for Hepatitis C Infection in Pakistan.

Am J Trop Med Hyg. 2017 Oct 16;: Authors: Trickey A, May MT, Davies C, Qureshi H, Hamid S, Mahmood H, Saeed Q, Hickman M, Glass N, Averhoff F, Vickerman P Abstract Pakistan (...)

samedi 11 novembre 2017

- Auricular therapy for lactation: A systematic review.
Auricular therapy for lactation: A systematic review.
Complement Ther Clin Pract. 2017 Nov;29:169-184 Authors: Chen ML, Tan JY, Suen LK Abstract BACKGROUND: Support for breastfeeding has been a matter of considerable interest in healthcare. In the field of traditional and complementary (...)

vendredi 10 novembre 2017

-

Updated systematic review and meta-analysis of acupuncture for chronic knee pain.
Related Articles Updated systematic review and meta-analysis of acupuncture for chronic knee pain. Acupunct Med. 2017 Nov 08;: Authors: Zhang Q, Yue J, Golianu B, Sun Z, Lu Y Abstract OBJECTIVE: To assess the effectiveness and safety of acupuncture for the treatment of chronic knee pain (...)

mercredi 8 novembre 2017

- Acupuncture for Primary Dysmenorrhea: A Meta-analysis of Randomized Controlled Trials.
Related Articles Acupuncture for Primary Dysmenorrhea: A Meta-analysis of Randomized Controlled Trials. Altern Ther Health Med. 2017 Nov 07;: Authors: Liu T, Yu JN, Cao BY, Peng YY, Chen YP, Zhang L Abstract Context • Primary dysmenorrhea (PD) is one of the most common complaints among young (...)

lundi 30 octobre 2017

- Electroacupuncture Therapy for Auricular Paresthesia.
Related Articles Electroacupuncture Therapy for Auricular Paresthesia. Med Acupunct. 2017 Oct 01;29(5):331-334

Authors: Fukushima M, Sakuraba H, Shiraiwa N, Matsushita S
Abstract Background: The great auricular nerve (GAN) provides sensory innervation to the skin around the auricle. (...)

- Influence of Internal Organ Pathology on Vascular Permeability of Related Skin Zones: An Attempt to Visualize Organ Projection Areas.
  Related Articles Influence of Internal Organ Pathology on Vascular Permeability of Related Skin Zones: An Attempt to Visualize Organ Projection Areas. Med Acupunct. 2017 Oct 01;29(5):300-307 Authors: Szopiński JZ, Mngomezulu V Abstract Objective: Pathology of an internal organ/body part (...)

- Does Ear Acupuncture Have a Role for Pain Relief in the Emergency Setting? A Systematic Review and Meta-Analysis.
  Related Articles Does Ear Acupuncture Have a Role for Pain Relief in the Emergency Setting? A Systematic Review and Meta-Analysis. Med Acupunct. 2017 Oct 01;29(5):276-289 Authors: Jan AL, Aldridge ES, Rogers IR, Visser EJ, Bulsara MK, Niemtzow RC Abstract Objective: Ear acupuncture might be (...)

vendredi 27 octobre 2017

- [Research of Characteristics of Stimulation Methods and Application of Acupoint in Auricular Needle Therapy Based on Data Mining].
  Related Articles [Research of Characteristics of Stimulation Methods and Application of Acupoint in Auricular Needle Therapy Based on Data Mining]. Zhen Ci Yan Jiu. 2017 Aug 25;42(4):372-6 Authors: Bao N, Wang Q, Jia YJ, Yang K, Kong LJ, Sun YH, Li XF, Xu J, Zhang XP, Zhang X, Du YZ, Li JL, (...)

- [Distribution of Press-sensitive Acupoints in Patients with Tinnitus].
  Related Articles [Distribution of Press-sensitive Acupoints in Patients with Tinnitus]. Zhen Ci Yan Jiu. 2016 Dec

159

25;41(6):540-4 Authors: Ji MQ, Tian SS, Liu D, Zhang W, Xie JP, Zhang YL, Li CH, Gao Y Abstract OBJECTIVE: To explore the regularity of distribution of press-sensitive acupoints (...)

[Rule of Clinical Application of Auricular Acupuncture Based on Data Mining].
Related Articles [Rule of Clinical Application of Auricular Acupuncture Based on Data Mining]. Zhen Ci Yan Jiu. 2017 Feb 25;42(1):90-4 Authors: Bao N, Wang Q, Sun YH, Shi J, Li XF, Xu J, Xing HJ, Zhang XP, Zhang X, Du YZ, Li JL, Yang QQ, Feng XX, Jia CS, Wang JL Abstract OBJECTIVE: To (...)

[Transcutaneous Electrostimulation of Auricular Otopoints Reduces Epileptic Attack Possibly by Suppressing Hippocampal Gliocyte Proliferation and Regulating IL-6 and IL-10 Expression in Chronic Temporal Lobe Epilepsy Rats].
Related Articles [Transcutaneous Electrostimulation of Auricular Otopoints Reduces Epileptic Attack Possibly by Suppressing Hippocampal Gliocyte Proliferation and Regulating IL-6 and IL-10 Expression in Chronic Temporal Lobe Epilepsy Rats]. Zhen Ci Yan Jiu. 2017 Jun 25;42(3):189-96 Authors: (...)

Influence of Internal Organ Pathology on Vascular Permeability of Related Skin Zones: An Attempt to Visualize Organ Projection Areas.
Related Articles Influence of Internal Organ Pathology on Vascular Permeability of Related Skin Zones: An Attempt to Visualize Organ Projection Areas. Med Acupunct. 2017 Oct 01;29(5):300-307 Authors: Szopiński JZ, Mngomezulu V Abstract Objective: Pathology of an internal organ/body part (...)

Does Ear Acupuncture Have a Role for Pain Relief in the Emergency Setting? A Systematic Review and Meta-Analysis.

Related Articles Does Ear Acupuncture Have a Role for Pain Relief in the Emergency Setting? A Systematic Review and Meta-Analysis. Med Acupunct. 2017 Oct 01;29(5):276-289 Authors: Jan AL, Aldridge ES, Rogers IR, Visser EJ, Bulsara MK, Niemtzow RC Abstract Objective: Ear acupuncture might be (...)

mardi 17 octobre 2017

- Comparing the Effect of Auriculotherapy and Vitamin B6 on the Symptoms of Premenstrual Syndrome among the Students who Lived in the Dorm of Isfahan University of Medical Sciences.
  Related Articles Comparing the Effect of Auriculotherapy and Vitamin B6 on the Symptoms of Premenstrual Syndrome among the Students who Lived in the Dorm of Isfahan University of Medical Sciences. Iran J Nurs Midwifery Res. 2017 Sep-Oct;22(5):354-358 Authors: Koleini S, Valiani M Abstract (...)

dimanche 15 octobre 2017

- Auricular acupuncture for substance use: a randomized controlled trial of effects on anxiety, sleep, drug use and use of addiction treatment services.
  Related Articles Auricular acupuncture for substance use: a randomized controlled trial of effects on anxiety, sleep, drug use and use of addiction treatment services. Subst Abuse Treat Prev Policy. 2016 Jul 25;11(1):24 Authors: Ahlberg R, Skårberg K, Brus O, Kjellin L Abstract BACKGROUND: A (...)

- Alternative products to treat allergic rhinitis and alternative routes for allergy immunotherapy.
  Related Articles Alternative products to treat allergic rhinitis and alternative routes for allergy immunotherapy. Am J Rhinol Allergy. 2016 Sep 01;30(5):8-10 Authors: Ipci K, Oktemer T, Muluk NB, Şahin E, Altıntoprak N, Bafaqeeh SA, Kurt Y, Mladina R, Šubarić M, Cingi C Abstract BACKGROUND: (...)

mercredi 11 octobre 2017

- The use of auricular acupuncture in opioid use disorder: A systematic literature review.

Related Articles The use of auricular acupuncture in opioid use disorder: A systematic literature review. Am J Addict. 2016 Dec;25(8):592-602 Authors: Baker TE, Chang G Abstract BACKGROUND AND OBJECTIVES: Opioid use disorder (OUD) is a chronic disease with significant personal, societal, (...)

Lien avec le site de Bibliographie qui a été rénové : www.biblio.icamar.org

Vue Sur le net

http://www.femina.ch/societe/sante/daith-piercing-remede-migraine-acupuncture-auriculotherapie-oreille-tete-mal

Pratique de cabinet

Tampon consultation en Français

NOM   Prénom   Date naissance

Motifs de la consultation :

Antécédents significatifs :

DATE des soins :

Traitement auriculaire effectué : ASP ● , Aiguille ⊘ en apnée (A), BAL (fréquence balayage)

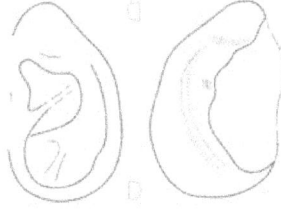

RESULTATS OBSERVES

****

DATE de la consultation suivante

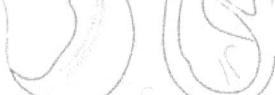

RESULTATS OBSERVES

Tampon observation en Français

NOM   Prénom   Date naissance

Motifs de la consultation :

Antécédents significatifs :

DATE des soins :

Traitement auriculaire effectué : ASP ●, Aiguille ⌀ en apnée (A), BAL (fréquence balayage)

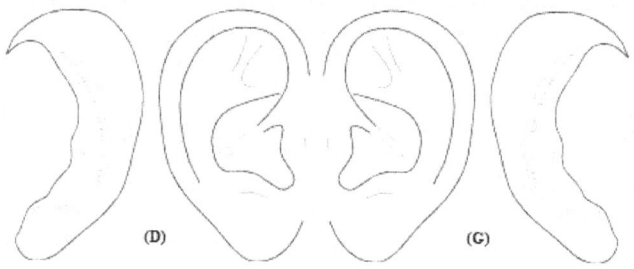

(D)   (G)

RÉSULTATS OBSERVÉS

Réalisation Dr Yves Rouxeville – Copyright 2017 ©

Tampon consultation en Espagnol

Nombre completo   Fecha de Nacimiento

Motivo da consulta:

Antecedentes significativos:

DATOS del tratamiento:

Tratamiento auricular efectuado: ASP ● , Aguja ⚲ en apnea (A), BAL (Barrido de frecuencias)

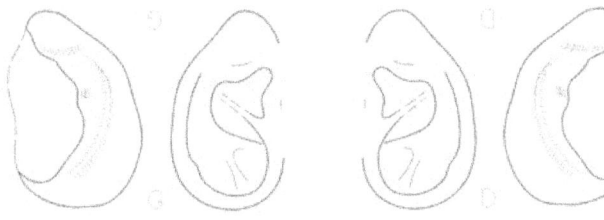

RESULTADOS OBSERVADOS:

****

DATOS de la consulta siguiente

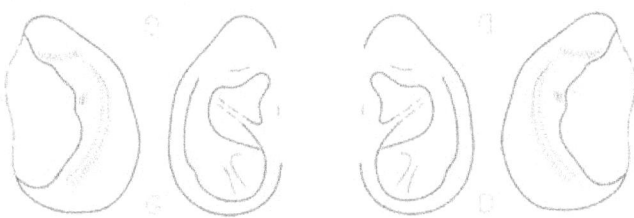

RESULTADOS OBSERVADOS:

Tampon observation en Espagnol

Nombre completo   Fecha de Nacimiento

Motivo de consulta:

Antecedentes significativos:

DATOS del tratamiento:

Tratamiento auricular efectuado: ASP ● , Aguja ⚲ en apnea (A), BAL (barrido de frecuencias)

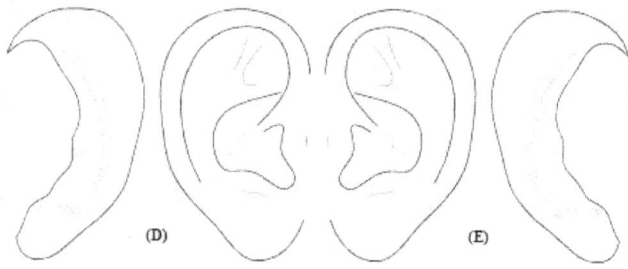

(D)   (E)

RESULTADOS OBSERVADOS

Realización Dr Yves Rouxeville – Copyright 2017 © - Traducción : Dr Mauricio Vargas

Tampon consultation en Portugais

Nome completo   Data de nascimento

Motivo da consulta:

Antecedentes significativos:

DATA do tratamento:

Tratamento auricular efetuado: ASP ● Agulha ↗ em apneia (A), BAL (varredura de frequências)

RESULTADOS OBSERVADOS:

****

DATA da consulta seguinte

RESULTADOS OBSERVADOS:

Tampon observation en Portugais

Nome completo   Data de nascimento

Motivo da consulta:

Antecedentes significativos:

DATA do tratamento:

Tratamento auricular efetuado: ASP ✦ Agulha ⚲ em apneia (A), BAL (varredura de frequências)

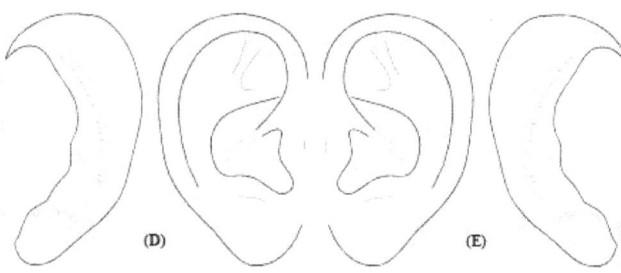

(D)   (E)

RESULTADOS OBSERVADOS

Realização Dr. Yves Rouxeville – Copyright 2017© - Tradução em 19/11/2017 por Dr. Fernando M. Sant'Anna

Tampon consultation en Arabe

الإسم: اللقب :   تاريخ الولادة :

دواعي العيادة:

سوابق مرضية مهمة:

تاريخ العلاج :

العلاج الآني المنجز: إبرة متوسطة الأمد ● إبرة 🔍 أثناء توقف التنفس (A) ، المسح الترددي (BAL)

(ش)   (ي)

(ش)   (ي)

النتائج الملحوظة:

****

تاريخ العيادة الموالية:

(ش)   (ي)

(ش)   (ي)

النتائج الملحوظة:

Réalisation Dr Yves Rouxeville – Copyright 2017 © - Traduction en Arabe par Dr Riadh BEN HASSOUNA
إنجاز الدكتور إيف روكسوفيل - حقوق النشخ محفوظة 2017 © - ترجمه إلى العربية الدكتور رياض بن حسونة

Tampon observation en Arabe

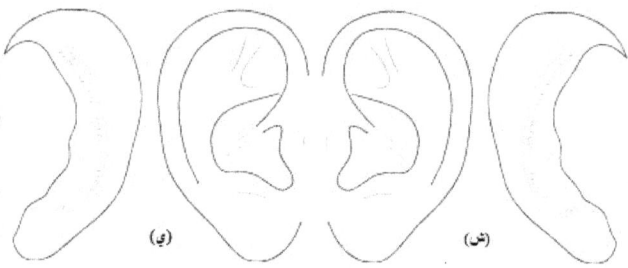

الإسم: اللقب : تاريخ الولادة :

دواعي العيادة:

سوابق مرضية مهمة:

تاريخ العلاج:

العلاج الاذني المنجز: إبرة متوسطة الأمد ● إبرة 🔎 , أثناء توقف التنفس (A) , المسح الترددي (BAL)

النتائج الملحوظة:

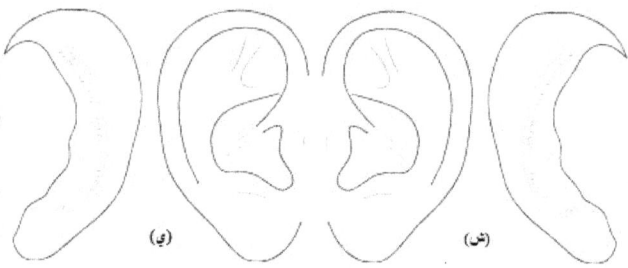

Réalisation Dr Yves Rouxeville – Copyright 2017 © - Traduction en Araba par Dr Riadh BEN HASSOUNA

إنجاز الدكتور إيف روكسوفيل - حقوق النسخ محفوظة 2017 © - ترجمه إلى العربية الدكتور رياض بن حسونة

ICAMAR
Dépôt Légal 2018
© Mai 2018
ISBN 978-0-244-09022-7

www.ingramcontent.com/pod-product-compliance
Lightning Source LLC
Chambersburg PA
CBHW060510290526
45791CB00001B/346